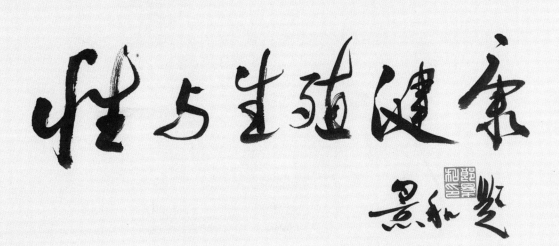

性与生殖健康

名誉主编 任慕兰

主　编　沈杨　陈明

东南大学出版社
SOUTHEAST UNIVERSITY PRESS
·南京·

图书在版编目（CIP）数据

性与生殖健康 / 沈杨，陈明主编. -- 南京：东南
大学出版社，2024.1
ISBN 978-7-5766-0925-7

Ⅰ.①性… Ⅱ.①沈… ②陈… Ⅲ.①性知识②生殖
医学 Ⅳ.①R167②R339.2

中国国家版本馆CIP数据核字(2023)第 206274 号

责任编辑：张　慧（1036251791@qq.com）
责任校对：子雪莲　　　封面设计：毕真　　　责任印制：周荣虎

性与生殖健康

XING YU SHENGZHI JIANKANG

主　　编：沈杨 陈明
出版发行：东南大学出版社
出 版 人：白云飞
社　　址：南京四牌楼2号　邮编：210096
网　　址：http://www.seupress.com
电子邮箱：press@seupress.com
经　　销：全国各地新华书店
印　　刷：南京迅驰彩色印刷有限公司
开　　本：787 mm ×1 092 mm　1/16
印　　张：14.25
字　　数：318 千字
版 印 次：2024年1月第1版　2024年1月第1次印刷
书　　号：ISBN 978-7-5766-0925-7
定　　价：86.00 元

《性与生殖健康》编委会

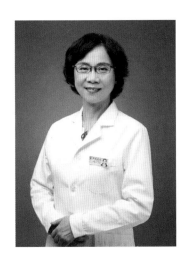

任慕兰

教授，主任医师，东南大学医学院教学督导，东南大学附属中大医院临床教学督导。东南大学医学院妇产科学系前任系主任，东南大学附属中大医院妇产科前任科主任。

在妇产科学、女性健康保健领域具有 40 年余教龄，获评东南大学先进教师。首开并主讲东南大学大学生通识课《生殖健康》已十余年，并长期在社会上对大学生、中学生进行生殖健康、性健康、女性常见疾病防治等青少年健康科普教育。发表医学研究论著120余篇，编写专业教材：《临床医师丛书－妇产科医师手册》（主编）、《妇产科学》（副主编）等 6 部。编写大众科普读物《秋日思语－更年期保健新说》（主编）、《女性更年期保健新说》（主编）、《中老年性知识百问》（副主编）等。

社会兼职：中华医学会妇产科学会绝经学组副组长、中国医药教育协会更年期教育培训中心副主委、江苏妇产科学会 7-9 届副主委／首任内分泌学组组长、江苏中西医结合生殖分会副主委、江苏骨质疏松与骨矿盐病学会委员、江苏医师协会妇产科分会内分泌学组组长等。《中华妇产科杂志》《东南大学学报－医学版》《研究生学报》《Climacteric-中文版》等多家杂志通讯编委／编委。

专业特长：生殖内分泌疾病、月经病与女性不孕、性发育异常治疗性手术、更年期疾病与保健、老年妇科和盆底整复。

获得荣誉：临床研究获国家级成果 1 项，获江苏省科技进步奖二等奖等省部级科技进步奖 5 项，江苏省新技术引进奖 3 项。承担和参研国家级、省部级等各级科研项目 19 项，担任国际国内多中心临床研究 PI 项目 12 项。获南京市首届最美妇产科医生（十佳）、中大医院首届十佳医生等荣誉。

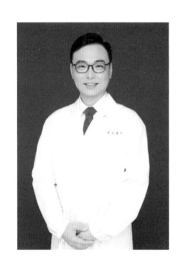

沈杨

三级教授／主任医师，博士研究生导师，东南大学附属中大医院副院长，东南大学妇产科学系主任，东南大学妇女生命健康研究所所长，女性盆底健康管理中心负责人，全国健康卫士，江苏省"333"工程第二层次人才，江苏省妇幼健康重点人才。

科研成果：主持国家自然科学基金 3 项，国家重点研发计划子项目 1 项，江苏省重点研发项目 1 项；江苏省卫生厅重点 A 类项目 1 项，

获国家妇幼科技进步二等奖 1 项，省新技术引进二等奖 1 项，省妇幼新技术引进一等奖 2 项和二等奖 1 项；承担省市级项目 6 项。

发表论文 80 余篇，SCI 收录 60 余篇。

社会兼职：中国临床肿瘤学会（CSCO）妇科肿瘤专业委员会常委；中国抗癌协会妇科肿瘤整合康复专委会常委、卵巢癌专委会委员；中国医师协会妇产科医师分会／内镜医师分会委员；国家癌症中心卵巢癌质控专家委员会委员；中国老年保健协会妇科肿瘤专委会主任委员；江苏省医学会妇产科分会副主任委员；江苏省研究型医院学会妇科人工智能与微无创专委会主任委员；江苏省妇幼保健研究会常务理事、女性康复专委会副主任委员；江苏省医师协会妇产科学分会委员；江苏省中西医结合学会妇产科学分会常委。

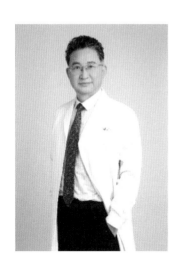

陈明

东南大学二级教授、主任医师、博导、哈佛大学博士后，东南大学附属中大医院副院长、泌尿外科主任、机器人微创中心主任，东南大学泌尿外科研究所所长、外科学中心实验室主任。

社会兼职：世界华人泌尿外科医师协会副会长、江苏省医师协会副会长、国家癌症中心国家肿瘤质控中心前列腺癌质控专家委员会副主任委员、中国医师协会泌尿外科医师分会（CUDA）常务委员、中华医学会泌尿外科学分会（CUA）委员、CUA 微创学组秘书长、江苏省医师协会泌尿外科医师分会候任会长、江苏省抗癌协会微创治疗专业委员会主任委员、江苏省泌尿外科学分会副主任委员、南京医学会泌尿外科分会主任委员。

专业特长：精于泌尿外科疑难手术，达芬奇机器人、腹腔镜、3D腹腔镜和内腔镜手术。

获得荣誉：2017 年首届江苏省医师奖，2019 年度吴阶平泌尿外科医学奖，2020 年度中华医学会泌尿外科分会金膀胱镜奖，2022 年第七届南京地区十佳医生，2022 年世界华人泌尿外科学会终身成就奖。

前言

习近平总书记在党的二十大报告中提出："青年强，则国家强。当代中国青年生逢其时，施展才干的舞台无比广阔，实现梦想的前景无比光明。"他也曾多次强调："让青少年健康成长，是国家和民族的未来所系。"青少年健康关系到国家和民族的未来，总书记专门对全党抓好青年工作提出明确要求，对青年一代寄予殷切厚望，充分体现了党的领袖对于青年和青年工作的高度重视、亲切关怀。其后，教育部、民政部等多部委也相继推出一系列推进青少年健康促进的专项行动和措施，以培养师生健康意识、观念和生活方式，提高师生健康素养。性和生殖健康作为全民健康的基石，是青少年和年轻人心理和生理健康的重要组成部分，加强性与生殖健康教育对提升学生健康素养、促进学生全面发展有着重要意义。

同时，随着社会的发展和人们生活水平的提高，性健康和生殖健康问题越来越受到人们的关注。作为青少年和年轻人，他们正处于性成熟的关键时期，因此了解性和生殖健康的知识和技能尤为重要。

然而，在现实生活中，许多青少年和年轻人对性和生殖健康的知识和技能缺乏了解。他们可能不知道如何正确地避孕、如何避免意外怀孕、如何预防性传播疾病等等。这些问题不仅会影响他们的身体健康和心理健康，还可能导致家庭和社会的不稳定。

因此，我们组织妇产科和泌尿科相关专家编写了这本《性与生殖健康》，旨在帮助青少年和年轻人了解性和生殖健康的知识和技能，提高他们的自我保护能力，预防性健康问题的发生。

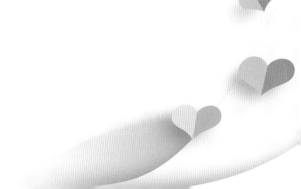

本书注重内容的科学性、实用性和可读性。介绍了性健康和生殖健康的基本知识，包括性生理、性心理、性道德等方面；同时，也介绍了预防性健康问题的知识和技能，包括避孕、避免意外怀孕、预防性传播疾病、防治生殖道肿瘤等方面知识。由于编者水平有限，书中不足之处，期待读者提出意见和建议，以便再版时使之更加完善。

　　希望本书能够帮助青少年和年轻人更好地了解性和生殖健康的知识和技能，提高他们的自我保护能力，预防性健康问题的发生。

2023 年 10 月

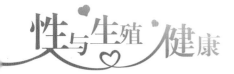

目录

第1章

性与生殖健康概述

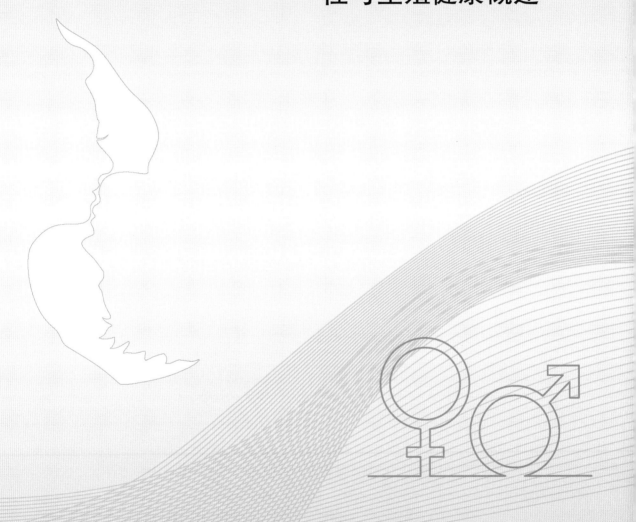

性（sex）从原始社会就存在，也是人类繁衍发展的必要行为。性的含义涉及生理学、心理学、社会学、伦理学、教育学、医学、美学等多个学科领域。从性心理卫生学的角度，性分为广义上的性和狭义上的性。广义上的性指性别，亦指男女两性在生物学、心理学和社会学上特征的总和，从一般躯体、心理和社会的特征决定个体是男性还是女性。狭义上的性特指人的性行为。世界卫生组织（WHO）将性健康（sexual health）定义为：与性有关的身体、情感、心理和社会健康状态，对性行为和性关系的态度和自愿的情况下获得愉快和安全的性经历的可能性。为了获得和维持性健康，所有人的性权利都必须得到尊重、保护和实现。性健康主要包括生殖健康、性心理健康、性生理健康，主要内容为：① 根据社会道德和个人道德观念享受性行为和控制生殖行为的能力；② 消除抑制性反应和损害性关系的不良心理因素，如恐惧、羞耻、罪恶感以及虚伪的信仰等；③ 没有器质性障碍、各种生殖系统疾病及妨碍性行为与生殖功能的躯体缺陷。

1994 年 9 月召开了著名的开罗国际人口与发展大会，大会接受 WHO 提出的生殖健康定义，并将其写入《国际人口与发展大会行动纲领》，定义"生殖健康"为在生命各阶段，生殖系统及其功能和生殖过程中的体质、精神和社会适应的完好状态，而不仅仅是没有疾病或不适。

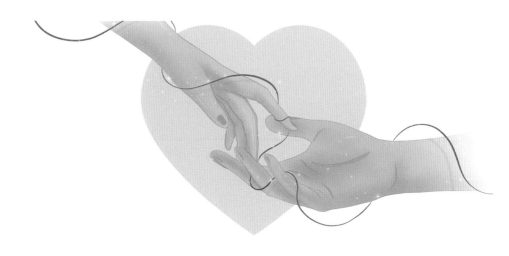

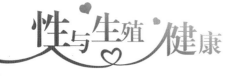

第一节　性之简史

从古代到现代，性逐渐成为一种文化。性文化反映的是历史发展过程中，人类针对性和与性有关的物质和精神力量所达到的程度和方式。纵观古今，人类性文化经历了从原始到现代、从愚昧到文明的演变，人类性文化的发展是一个漫长而曲折的过程。

一、原始人的性崇拜与性禁忌

（一）性崇拜：包括生殖器崇拜、性交崇拜和生殖崇拜

1. 生殖器崇拜：原始人认为生殖器是一种完全独立的东西，它具有超自然的力量并决定和控制着人的性行为和生殖行为，从而形成了生殖器崇拜。

2. 性交崇拜：原始人认为性交达到高潮时产生的一种如醉如痴的心理状态是神灵赋予的某种魔力，性交是人和神相通的唯一渠道，形成了性交崇拜。

3. 生殖崇拜：生殖是关系氏族存亡的大问题，原始人类对生殖十分重视，因而形成了生殖崇拜。

（二）性禁忌：在原始社会，除了性崇拜外，还有一种文化现象，就是性禁忌

性禁忌产生于性崇拜之后，是对性行为和性意念的禁律和忌讳。部分性禁忌符合自然规律与社会道德，所以有的仍被现代性文明所接受。

1. 性交禁忌：在某些特定的时间、场所（如战斗、宗教活动中等）禁止性交，这是为了保障行动的执行和避免内部争斗。

2. 乱伦禁忌：原始社会，人类曾经历过群婚杂交阶段。后来为了繁衍，提高后代的先天素质，便禁止母子、父女、兄弟姐妹发生性交关系，最终建立了一夫一妻制，以促进社会的稳定。

3. 经血禁忌：认为女人经血不祥，但从现代卫生的角度考虑，避免经期性交可减小感染妇科疾病的概率。

（三）性禁锢

人类发展的不同时期，人们对性的认识不同，女性的社会地位也不同，从而产生了各式各样对性别、性反应、性观念的禁锢，包括衣装壁垒、行为壁垒、观念壁垒、生理壁垒。

二、性革命

20 世纪 60 年代，西方世界掀起了一场反抗资产阶级的文化解放运动。这场"文化革命"是以资产阶级一切生活和性的清规戒律为靶子，以自我的身体尤其是性的解放为主要方式来进行的。20 世纪 80 年代以来，中国社会的性观念也发生了急剧的变化，由性禁锢转向性解放。

性革命的表现形式主要包括：性的公开化，女性性革命，性科学和性教育的发展，性的目的除了生殖作用外也包括获得个体性满足。在现代婚姻中，性的作用加大。在这场革命中，青少年的性权利意识增强。从 20 世纪 70 年代起，同性恋者的权利也逐渐受到社会的关注。性革命也带来了许多新的社会问题，如离婚率的增加、艾滋病及性病的传播等，因此各个国家和地区的性教育有必要得到加强。

人类的性文化是随着社会制度的变化而不断发展和深化的，在现代科学发展观和社会观的引领下，人类的性文化也将会不断进步，更加顺应人类本身的发展。

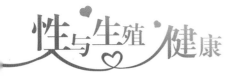

第二节　性欲

性欲（sexual desire，libido）是人类本能之一，是在一定生理、心理基础上由性刺激激发的释放性张力的欲望。性刺激可以是触觉、视觉、听觉、嗅觉及味觉等带来的感官刺激，也可以是建立在性幻想、性意识、性知识、性经验等复杂思维活动基础上的条件刺激，并受到生物学、心理学、社会学和宗教文化的影响。

性欲可分为接触欲和胀满释放欲两类。性欲在青春期前不明显，青春期后逐渐增强并成熟。性成熟后的性欲称为成熟性欲，成熟性欲使得性行为具有生殖意义。性欲在绝经后逐渐减弱，但能终身保持。

一、性欲的生物学基础

性欲受神经系统及内分泌系统的调控，性腺的活动受下丘脑—垂体—性腺轴的调节，性腺分泌的激素又对下丘脑和垂体有负反馈作用，从而形成了性欲的神经内分泌调节系统（图1-2-1）。性发育前，性激素处于很低的水平，性欲较弱；进入青春期后，性腺轴功

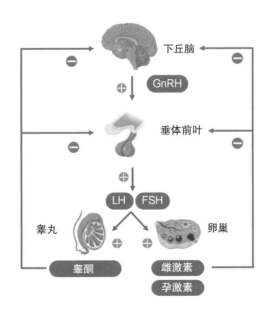

图 1-2-1　性欲的神经内分泌调节系统

能启动，下丘脑分泌的促性腺激素释放激素和腺垂体分泌的促性腺激素的量可明显增加，促进性腺分泌性激素。

男性性欲与睾丸分泌雄激素、睾丸生精和精液的胀满程度有明显的相关性。女性的性欲与体内的雄激素和卵巢的卵泡生长激素水平有密切联系。

男性的生精和性激素水平较稳定，性欲没有明显的周期性而表现出随意性；女性在月经周期中性激素水平有波动性改变，因此女性的性欲呈现周期性变化。

二、个体性欲发展过程

1. 婴儿期：婴儿存在性欲，现代性医学观察到多数婴儿在 1 岁前后开始出现手淫行为，此时期的性欲仅仅表现为对自己的身体进行探究。

2. 幼儿期：逐步形成幼稚或初步的性意识，即包括自身性别认知和性配偶指向的观念，甚至形成初步的性对象、性器官的意识。

3. 儿童期及青春期：在机体生长的同时，性欲构成逐步发展完善。

4. 成年个体：完成性欲的正常发育，有性生活能力。

三、性欲和性行为的影响因素

1. 生理因素：个体的性遗传特征、生殖器解剖结构以及神经内分泌的生理调节是性欲和性行为的生物学基础。

2. 心理因素：心理因素对性别认同（gender identity）和性取向（sexual orientation）的建立有较大影响，与性欲和性行为有直接关系，心理因素也是人类性行为独有的影响因素，可以直接决定性行为的动力和方式。

3. 遗传因素：针对双胎的遗传学研究发现，个体长期的性功能水平及性功能障碍的易感性主要受遗传性因素影响，而性功能的短期改变主要受环境因素影响。

4. 社会因素：人的社会属性决定了人类性行为是特殊的社会行为，受到社会风俗、宗教、伦理、法律等的制约。

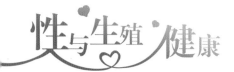

第三节　性行为简述

性行为（sexual behavior）指以生育或满足性欲和获得性快感为目的的动作和活动，可分为狭义性行为和广义性行为两类：

1. 狭义性行为

专指性交（sexual intercourse），即以男性阴茎和女性阴道交媾方式进行的性行为，具有生殖意义。从人类延续的角度看，它是至关重要的，异性性交代表了最重要的性行为。

2. 广义性行为

泛指接吻、拥抱、爱抚、手淫、口交、肛交、自慰等和接受各种其他性刺激形成的行为，以及各种准备性、象征性、与性有联系的行为，如恋爱、结婚、阅读成人书刊、观看成人电影等，比生殖具有更广阔的含义。人类性行为的功能是繁衍后代、获得愉悦和维护健康。

现代性医学将人类性行为定义为以大脑性中枢兴奋作为驱动，以皮肤作为终末器官，以获得不同程度性满足为目的的一组活动。现代性医学对性行为的定义扩大了性行为的范畴。

一、人类性行为分类和特点

我国从社会文化发展标准、社会规范和道德标准、参与性行为人数、性欲满足的程度四个方面对人类性行为进行了分类：

1. 社会文化发展标准

符合当时社会文化背景的一切性行为是正常性行为，而不符合某一社会文化背景的一切性行为是异常性行为。此分类受特定的社会文化、历史背景、社会进程发展的影响。例如，过去认为手淫行为是不正常的性行为，而现代医学和心理学认为手淫是正常性行为。

2. 社会规范和道德标准

遵守社会法律和道德标准，得到社会允许的性行为是社会性行为，例如一夫一妻制的性行为。违背社会法律和社会道德，受到社会谴责和惩罚的性行为是非社会性行为，例如乱伦、强奸。

3. 参与性行为人数

单人性行为：独自完成的性行为，通过自慰、使用性用品，或性幻想、意淫、梦遗等获得自我性释放。双人性行为：指两个个体之间的性行为，包括异性性行为和同性性行为。多人性行为：指两个以上的个体之间进行的性行为，在目前社会文化标准中被认为是有违伦理的。

4. 性欲满足的程度

目的性性行为是指以最大程度地得到性欲满足，获得性快感为目的的性交行为。过程性性行为指使性欲得到相当程度的满足的性交前和性交后的爱抚等性行为，是判断性生活和谐的重要指标。边缘性性行为指使性欲得到一定程度满足的精神性感情交流的行为，是介于性行为和非性行为之间的行为，多存在于日常生活中，如接吻、拥抱等。

二、非典型性行为

非典型性行为（atypical sexual behavior）以往被称为性变态，主要是因为该性行为方式与常人的性行为有较大差别，为了客观和公正地看待或研究这类疾患，医学界常称之为非典型性行为。该性行为常常由心理障碍引起，包括性身份障碍、易性症、恋物症、摩擦症、施虐和受虐症、异装癖、露阴症、窥阴症。

对于某些心理障碍，如易性症，目前医学界已经从重视人的生理性别转向重视人的心理性别。对于确实符合易性症诊断的患者，在各方面条件符合的情况下，可做性别重建手术。

对于其他非典型性行为，治疗方法有：

（1）行为治疗：个体通过理论学习和进行反复的训练，建立新的条件反射行为，以改变、矫正不良行为的一类心理治疗方法。

（2）认知疗法：以纠正和改变患者不良性认知为重点的心理治疗。

（3）求助干预：有计划、按步骤地对治疗对象的心理活动、个性特征或心理问题施加影响，使之朝向预期目标变化的过程。

三、性行为与性传播疾病 AIDS

研究表明，人类免疫缺陷病毒（human immunodeficiency virus，HIV）感染者和艾滋病（acquired immune deficiency syndrome，AIDS）患者普遍存在多性伴侣、无保护性交和使用助性剂等危险性行为，上述行为可能是HIV在青年人群中快速传播的主要原因。对危险性行为进行干预是青年性传播疾病防治工作的重要切入点，应教育青年增强性病自我防控意识，主动改变危险性行为。

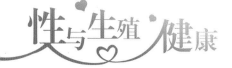

第四节 性反应的周期性变化

一、性反应

性反应（sexual response）是指人体受性刺激后，身体出现的可感觉到、观察到并能测量到的变化。这些变化主要发生在生殖器官，也可以发生在身体其他部位。

二、性反应周期

人类性反应是极复杂的过程，男女双方的性欲因性刺激而被唤起，进而发生性兴奋，性兴奋积蓄到一定强度，通过性高潮使性能量释放，并同时出现行为、生理及心理的阶段性变化模式和周期性变化规律，即性反应周期（sexual response cycle）。

性反应周期的概念最初由美国学者马斯特（W. Masters）和约翰逊（V. Johnson）于1996年根据人体试验提出，是性医学史上最重要的发现之一。性反应周期划分为性欲期、性兴奋期、性持续期、性高潮期和性消退期五个阶段。

男女性反应周期的规律性基本相似，但也各有特点。

（一）性欲期（sexual desire phase）

性欲期指心理上受非条件和／或条件性性刺激后对性的渴望阶段。此期以性幻想和对性的渴望为特征，只有心理变化，无明显生理变化。

（二）性兴奋期（sexual arousal phase）

性兴奋期指性欲被唤醒，身体开始出现紧张、兴奋的阶段，此期人体可出现各种生理和心理方面的反应，这些反应在男女两性身上都非常相似。唤起性兴奋的时间长短与双方当时的身心状态、刺激强度及周围环境有关。男女性兴奋期的差别在于进入性兴奋期的时间不同。男性容易迅速达到性兴奋而渴望性交，女性则希望更多的感情交流、爱抚、拥抱、接吻等。

1. 男性生理变化

男性性兴奋在性器官的主要表现为阴茎勃起，阴囊变硬、固定。同时全身出现血压上升、心率加快、呼吸急促等反应。

2. 女性生理变化

女性性兴奋在性器官的主要表现为阴道润滑和生殖器充血，阴蒂和大小阴唇肿胀及阴道长度增加。同时可有乳房肿胀及乳头勃起、心率加快、血压轻度增高、呼吸略急、盆底肌肉紧张及性红晕（体表血管充血）等。

（三）性持续期（sexual plateau phase）

性持续期指性兴奋不断积聚、性紧张持续稳定在较高水平的阶段，又称平台期、高涨期。

1. 男性生理变化

男性性器官表现为阴茎勃起坚挺，龟头紫红色或出现紫红色斑点，尿道常出现少量溢液现象，溢液常有活动精子，有导致受孕的可能。睾丸充血，体积进一步增长。全身表现为以骨骼肌为主的肌肉强直，血压继续升高，心率加快，呼吸加速等反应。

2. 女性生理变化

女性性器官表现为生殖器充血更明显，阴蒂勃起，阴道更加湿润。全身表现为乳房进一步肿胀，性红晕迅速扩展至下腹部、肩部甚至腿部及臀部，全身肌肉紧张更明显，心率及呼吸继续加快，血压进一步升高。

（四）性高潮期（sexual orgasm phase）

性高潮期指在性持续期的基础上，迅速发生身心极度快感的阶段，是性反应周期中最关键、最短暂的阶段，是性反应的顶峰。并非每一次性交均可达到性高潮，女性性高潮发生率低于男性。

1. 男性生理变化

男性性器官表现为阴茎高度勃起、节律性收缩和射精，射精一旦发生，阴囊逐渐松弛、下降。全身出现呼吸急促、心率加快、血压升高、全身肌肉痉挛性收缩等，部分男性有不同程度的意识模糊等。

2. 女性生理变化

女性性器官表现为阴道和肛门括约肌发生不随意的节律性收缩，约 3～12 次，由强到弱逐步消失，子宫也发生收缩和提升。或有呻吟、出汗及短暂神志迷惘，全身许多部位均可出现性红晕，心率加快，呼吸更急，血压进一步升高。性高潮只持续数秒至数十秒。

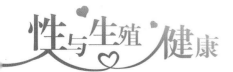

（五）性消退期（sexual resolution phase）

性消退期指在性高潮以后，全身紧张状态逐步松弛和消散的过程。在之前几个时期出现的性器官改变、外周性反应及心理效应都逐渐消失，从而使身心状态回复到性兴奋之前的水平，是人类性反应的最后一个阶段。男性在性高潮后存在性不应期，对性刺激无反应甚至不适，时间长短因人而异。

（蔡云朗　季璇）

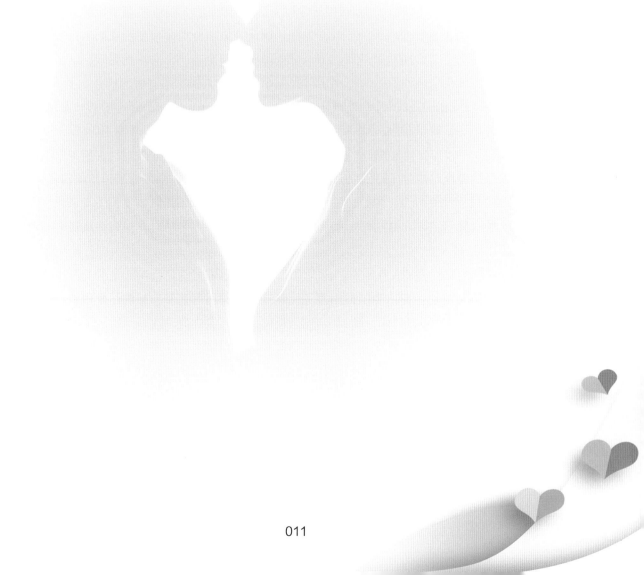

第五节　生殖健康概述

生殖（reproductive）是通过两性生活繁殖后代的过程，是生命的基本特征之一。生殖健康（reproductive health）是人类健康的核心。目前生殖健康已发展成为专业学科。

生殖健康的概念最早起源于 20 世纪初西方女权运动者要求为女性生殖提供高质量服务，目的是使妇女能按自己的意愿控制生育，脱离"生育工具"的悲惨命运。

20 世纪第二次世界大战结束后，全球生育趋于高潮，50 年代出现人口爆炸，带来了"因生致贫"的严重人口发展问题。发展中国家的贫困人口涌现极大阻碍了社会经济和文明发展，由此人类生育调节与控制技术应运而生。到 20 世纪 70 年代，各类避孕节育的方法广泛推行，并强调可及性和安全性。20 世纪 80 年代，开始由"生得少"渐渐转向关注"生得好"。全球开始重视管理妊娠和分娩并发症，以及妊娠／分娩给母婴造成的遗留病残的预防及治疗。同时严重影响母亲健康的非意愿妊娠、不安全流产也开始受到政府、卫生保健和医疗管理人士的关注。简而言之，在 20 世纪 80 年代，重视生殖健康的核心是倡导"母亲安全"。生殖健康服务强调通过增加对妇女保健需求的服务，特别是通过增强妇女权利，提高妇女地位，达到降低母婴死亡率和优化人口出生率的目标，保护人类生殖健康。

20 世纪 90 年代，生殖健康已经成为专门的学科，也是国家卫生政策制定的主要关注领域。生殖健康新概念涵盖了母亲安全、计划生育与生育调控、性健康与性传播疾病预防、儿童的生存和发展等多方面。生殖健康涉及妇幼保健、妇产科、儿科、生殖医学、胚胎发育学、遗传学、流行病学、社会学、心理学、法学、伦理学等多学科。生殖健康概念已跨出医学范畴，是以人为中心的社会定义。1994 年 9 月《国际人口与发展大会行动纲领》提出到 2015 年要人人享有生殖健康。1995 年，第四届世界妇女大会在北京召开，生殖健康被列为会议重要主题，提出生殖健康服务就是预防和解决生殖健康问题。生殖健康服务是多维度的，包括疾病的预防、诊断和治疗，也包括群体疾病的溯源与防控。生殖健康服务目标不仅仅是机体无病，还要求全身心的健康并与社会和生存环境相适应。生殖健康被国际社会普遍认可，已成为人类发展的共同目标。

WHO 人类生殖健康特别规划署巴赛拉多（J. Barzelatto）博士在 20 世纪 90 年代提出，计划生育（生育调节）、妇女保健（女性生殖健康）、婴幼儿保健（国民素质基础）和控制性传播性疾病（生殖道感染防控）是生殖健康的四项基本要素。拓展基本要素，生殖健

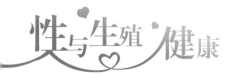

康的服务内涵包括了以下八项：

（1）生殖系统、生殖功能和生殖过程的完好状态：首先是没有疾病，如生殖器官的发育异常、生殖系统的感染性疾病、生殖道肿瘤、性传播疾病以及不孕不育等；其次生殖系统能够实现其功能。

（2）满意、安全而且负责的性生活：人们过正常的性生活，没有生理上的缺陷（生殖器官的发育异常或残缺）或心理状态的异常（性变态和性骚扰等）。满意的性生活包括男女双方均满意，同时不侵犯他人利益。安全则意味不受性传播疾病的威胁，不受意外妊娠的干扰，以及如果准备受孕，未来的妊娠及结局是安全的。

负责包括了对性伴侣的负责，对国家、社会及家庭的负责，对下一代的负责。

（3）有生殖能力：生殖系统没有疾病，可承担生育重任。部分先天性不育可通过手术或人工助孕解决，积极采取措施预防继发不育。提倡生育力保护，构建大众健康教育体系，规范和完善不孕不育疾病的诊治策略。

（4）自主决定生育：个体自主决定是否生育、生育的时间、生育的次数，但并非绝对自由生育。生育的权利应和对家庭、社会、子女的义务统一。

（5）能够知情选择各种节育措施，并正确使用。生育调节措施应当是安全有效、价格合适、可接受且不违法的。阶段性节育措施具有可逆性，不伤害双方生育力。

（6）安全的终止妊娠措施：需要有安全的终止妊娠措施处置，诸如非意愿妊娠、损害母亲的妊娠、可能危害下一代的妊娠。

（7）保证妇女安全度过妊娠期和分娩期的卫生保健服务：妇女应掌握相关的孕产期保健知识；女性应在生殖系统发育完善之后怀孕，避免成为"少女妈妈"。社会应向孕妇提供孕产期的卫生保健、产妇心理保健服务等，最大程度地减少围生期母婴并发症。产后提倡母乳喂养，注意母婴营养。提倡家庭支持和关爱，构建对孕妇和产妇的社会支持体系。

（8）为夫妇提供生育健康婴儿的最佳机会：科学及规范化的婚前咨询和体检，杜绝禁婚的人群结婚，包括直系血亲和三代以内的旁系血亲、患有医学评估不应结婚的疾病的人群。向新婚夫妇提供优生优育咨询。建立面向孕产妇的保护性制度，如产后休假、母乳喂养、经济和职业保护等。

2016年在中国卫生与健康大会上，党和国家领导人提出：将健康融入所有政策，人民共建共享。特别要关注和重视重点人群健康，保障妇幼健康。而妇女健康成为健康中国的重要基石，是我国的2035年健康愿景目标。生殖健康也成为中国政府和公民熟知的健康核心概念之一，生殖健康服务列入了公共服务和准公共服务。

第六节　生殖健康中的性权利

人类生殖系统具有三大主要功能：维持性征、两性生活、生育子代。性与生殖健康的相关性非常密切。一些生殖权利也就是性权利，例如：决定继续怀孕还是终止妊娠可看作是妇女决定能力的一个方面；将性活动与是否决定成为父母关联或脱钩，可看作是行使对健康的权利，行使隐私和免受歧视的权利。在运用性相关权利的原则下，女性通过多种方式进行人工流产是与 WHO 工作定义相符的一种人权。联合国机构及其他国际组织正在谨慎地向成员国督促，使他们认识到应尊重并满足所有人的性及性健康相关人权，无关他们的性取向和性认同、残疾、种族、性别和年龄等特点。联合国艾滋病规划署战略中大力强调性与生殖健康及权利，提出只有人们充分实现了自己的权利，才有可能终止艾滋病流行。而对妇女进行性控制，不尊重她们自主和自我决定身体的权利，会导致社会性的伤害性后果。

早年的生殖健康主要关注的重点是性健康，而现代生殖健康的内涵也是以性健康为主要基石之一。生殖健康工作主要包括妇女各生理时期（婴幼儿期、儿童期、青春期、育龄期、更年期、老年期）的保健，青少年性健康和男性生殖健康，生育风险防控和节育技术优化，性传播疾病的防控等，这些均与性的生理性和社会性密切相关。

2016 年开始，人权标准广泛应用于性及性健康相关的事物中，构建了性权利的内涵和意义，还有尊重和满足这些权利的公共卫生利益。WHO 2016 年发表的报告《性健康、人权和法律》以综合方式阐述了性、性健康和人权之间的关联。强调了实现性健康的重要性：通过对人权的尊重和维护，使人们享有愉悦、满足和安全的性生活，而免受性强迫、性歧视与性暴力。

目前就世界范围而言，危机和冲突对生殖健康影响重大，增加了性与生殖健康的脆弱性，甚至强奸仍然被用作战争武器，妇女和女孩以及男孩遭受性暴力和虐待的风险更高。甚至在欧盟境内，向战争受害者提供关怀与支持方面也出现了性暴力和性歧视的意外事件。不少学者和难民保护组织提倡应当在危机和冲突情况下优先考虑提供综合的性与生殖健康服务，这是关键的难民保护举措之一。

第七节　生殖健康研究领域

目前，生殖健康领域研究的关注点主要包括以下方面：

1. 妇女的生殖健康：妇女生殖健康状况不仅能反映妇女本身的健康问题，还能反映社会人群的整体健康水平，反映国家的政治、经济、文化的整体水平。妇女的生殖健康直接关系到社会、家庭的稳定，以及儿童的生存和发展。中国国务院妇女儿童工作委员会颁布的《中国妇女发展纲要 2011—2020》提出：使妇女在整个生命周期享有良好的基本医疗卫生服务，延长妇女的人均预期寿命。提供规范的青春期、育龄期、孕产期、更年期和老年期妇女生殖保健服务，有针对性地解决妇女特殊生理时期的健康问题。

2. 全生命周期生殖健康管理：提倡健康管理立足生命的各个周期，从生命前阶段（备孕）开始，经受孕胚胎形成、妊娠宫内胚胎发育全程、生命诞生、婴幼儿发育、青少年成长，生育期中壮年、围绝经期（更年期），直至老年（绝经后）之后的全生命周期防病治病抗病策略。

3. 以生殖健康体现的生存权和发展权：这是首要的基本人权。中国人权道路应坚持从我国实际出发，坚持依法保障人权，坚持积极参与全球人权治理。

4. 男性生殖健康：关注热点包括男性性功能减退、男性不育与高龄男性生育风险、男性更年期与男性更年期综合征、环境因素对男性生殖健康的影响等。

5. 生殖健康适宜技术：如生殖保健基本技能与适宜技术、女性生殖系统常见病防治技术、孕产期保健技术、性传播疾病防治技术、不孕症诊治技术、生育调控技术、更年期妇女保健技术、性健康与保健技术等。这些适宜技术要发展和更新，更重要的是要进行基层的普及和推广，包括对基层医护人员、保健人员的培训和监管。

6. 生殖健康相关的法律和伦理学研究：与生殖健康相关的法律包括一般性法律和专门性法律。一般性法律如《中华人民共和国宪法》《中华人民共和国民法典》《中华人民共和国妇女权益保障法》等，专门性法律如《中华人民共和国母婴保健法》等。建设和健全生殖健康相关法律法规还有很多工作待开展。

伦理学（ethnics）原则是建立良好人际关系行为的基本准则，也是开展生殖健康领域的决策或行动的基本原则。医学伦理学要求临床医学从业者应遵循 6 条基本原则：① 有益，应用对患者最经济、最有效的技能；② 非渎职，避免伤害患者的言行举止；③ 自主，尊重患者的独立性和选择；④ 公正，避免偏见和歧视；⑤ 保密，尊重患者的隐私；⑥ 诚实，真实对待自己和患者。相比这些医务人员道德标准的基本要求，生殖健康领域从业人员的伦理规范也应该兼顾伦理的共性和行业个性的基本原则，如有利、尊重和公正。

7. 生殖健康相关卫生经济学：世界银行与 WHO 合作，对 18 项具有成本效益的项目进行评估，发现对 15 ~ 44 岁年龄段的妇女进行有关生育疾病的预防和治疗是最有效益的。在妇女保健、教育和生产方面进行投资是获得可持续经济增长和可持续人口发展最有效的战略之一。

8. 生殖健康知识的公众教育：对公众进行生殖健康知识的教育，让公众掌握健康常识，提高科学素养，改变影响健康的不良行为，对推进全民生殖健康非常有效。应特别重视青少年生殖健康知识的科普。适时、正确地获得生殖健康常识，对于青少年的性生理发育和性心理构建具有关键的保障和指引作用。中国某地一项面向高中生的调查显示：学生中了解过生殖健康知识的仅占 24.8%。男生了解性与生殖健康知识的途径主要是同学交流、网络、纸媒、广告；女生了解性与生殖健康途径主要是同学交流、言情小说、书报和网络。有 73.6% 的学生希望学校教授相关内容。东南大学医学院妇产科学系面向大学低年级学生开设"生殖健康"大学通识课，十多年来每学期报名爆满，名列学生选课排行榜前列，深受大学生的欢迎和好评。我国教育部 2017 年 6 月 4 日颁布的《普通高等学校健康教育指导纲要》提出把健康教育作为国民所有教育阶段的素质教育的重要内容。在纲要中还把"性与生殖健康"作为大学生健康教育的独立内容，彰显其重要性和必要性。

9. 生殖健康相关的社区卫生保健和服务：社区参与和社区卫生保健是提高社会人群健康水准的重要保障。WHO 提出"以社区为基础"是改善全人类健康的一项根本措施。不同社会和不同地区的社区有各自的特性，其生殖健康需求问题和解决方式也会有差异性，值得研究和探索。在生殖健康服务中，生育计划的咨询及服务、围生期保健及生育相关并发症、安全分娩及产后母婴保健、生殖道感染和性传播疾病（STD）的预防和治疗、性行为教育、生殖健康及父母责任的教育和咨询、两癌（乳腺癌、生殖道癌）防治等工作均应立足和扎根于社区网络。

社区的生殖健康与很多问题，如环境问题、安全防卫、流行病和老年照护等有交互性。生殖健康服务需要社区各部门的参与和协作。

10. 国际合作和跨学科研究：最近 40 多年来，在生殖健康领域，中国学者开展了很多国际合作与交流，不仅引进技术促进了国内生殖健康水平的提高，也面向世界输出了中国的先进经验和技术，特别是帮扶了"一带一路"的友邦。

在生殖健康的践行与发展中仍存在许多挑战，也蕴含发展的机遇，如：改善女性在健康领域的不平等状态，鼓励男性参与生殖健康活动、性传播疾病诊治及传播的防控；关注

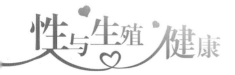

青少年性观念和行为的变迁，从而提升性教育的意义和实施性；更加关注社会公平性如更多关注边远地区、贫困人群、老年人群的生殖健康，以及特殊人群如残疾人的权利和公平；生殖健康的内外影响因素改善如生存环境的保护等。而生殖健康领域的公民权利与人权、生殖健康伦理学等尚存在诸多薄弱环节和空白，亟待研究和发展。

目前，还有不少因素将影响生殖健康策略的实施：

（1）社会保障制度：国家的医疗保障制度和保健服务很大程度上影响着大众的健康水平。如制度的建设落后于经济的发展，会制约生殖健康服务发展。

（2）个体因素：个人的素质影响其生殖健康水平，受教育程度低、工作收入低、社会群体关系孱弱，使个人在寻求健康知识和争取健康权益方面均处于弱势。

（3）职业因素：职业因素对劳动者的健康和劳动能力产生不良影响或损害时，称为职业性有害因素或职业危害。

（4）环境因素：环境污染对生殖健康的影响是新世纪人类健康所面临的最大挑战之一。人类在漫长的进化过程中，环境与健康始终处于动态平衡状态。但是自18世纪以来，人类所创造的物质在数量及潜在毒性上均大大超过了自然界的消解能力。某些有害物质通过各种途径进入人体，对人类健康包括生殖功能造成了潜在危害。"与工作和环境有关的健康危害"被WHO列为影响妇女健康的十大问题之一。

目前全球范围推行的生殖健康监测指标主要有：总和生育率、孕产妇死亡率、新法接生率、全面产科覆盖率、低出生体重发生率、妇女贫血发生率、女阴切割报告率、男性尿道炎报告率、避孕率、产前保健覆盖率、基本产科服务覆盖率、围生儿死亡率、孕妇血清梅毒阳性率、妇产科住院患者的流产构成比、女性不孕症发生率等。这些监测指标用以评估某一地区和人群生殖健康状态和发展趋势，以供国际共同合作与发展。随着环境、社会、人文和经济的发展，这些指标也将与时俱进进行调整和更新。

第八节 生殖健康权利与发展现状

公民生殖健康权利与社会人口发展密切相关。中共中央和国务院印发的《"健康中国2030"规划纲要》中提出：全民健康要覆盖全生命周期，针对生命不同阶段的主要健康问题及主要影响因素，确定若干优先领域，强化干预，实现从胎儿到生命终点的全程健康服务和健康保障，全面维护人民健康。全生命周期的生殖健康管理对个体而言，包括了与生殖健康紧密相关的疾病的三级预防，如遗传性疾病、出生缺陷、生殖系统的炎症和传染病、生殖系统的肿瘤、创伤以及心理疾患等一切造成生殖系统的结构病损和功能障碍的疾病的三级预防。

中国政府为促进人口长期均衡发展，不断优化生育政策。21世纪以来我国人口形势发生重大转折性变化，党中央从实现中华民族伟大复兴中国梦的战略高度出发，逐步调整完善生育政策。《中华人民共和国宪法修正案》（2018年3月11日通过）保留了"国家推行计划生育"等表述，计划生育工作从控制人口数量为主向调控总量、提升素质、优化结构并举转变。近年来我国人口出生率降低的问题已引起了各方面积极关注，2021年7月20日《中共中央国务院关于优化生育政策促进人口长期均衡发展的决定》正式公布，党中央和国务院根据中国人口发展形势做出实施三孩生育政策和配套支持措施的决定，这是推动我国人口高质量发展的重大举措。

同时中国政府的助力政策全面落地：提高优生优育服务水平，加快普惠托育服务体系的建立，促进相关经济政策与生育政策配套衔接，减轻群众生育、养育、教育的经济负担和人力成本。立足人口基本国情，不断完善生育政策，走中国特色道路解决人口问题成为新的国策。

重视和提倡男性应积极参与生殖健康。在广泛的社会公众健康教育中普及新观念，男性只有在两性生活、生育选择和伴侣支持方面既乐于又勇于承担责任时，其自身价值才能得到充分体现。男性参与生殖健康，在生活（包括家庭生活和社会生活）的所有方面，有利于促进两性平等。同时相关政策的颁布，如男性陪产假等，也促进了女性在家庭生活中权益平等。

生殖健康的学科发展得到政策的支持和社会的重视。生殖健康不再被认为仅仅是保健和公益的工作，而是一门具有科学性和理论基础及专门知识的学科。生殖健康涉及的对象

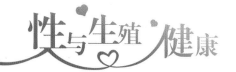

不仅仅是女性，也包括男性和全体人类；涉及的领域不仅仅是疾病和健康问题，也涉及人文、法律和经济等人类发展的各个层面。

生殖健康专业人才的培养和培训目前亟待重视和推进。应充分发挥我国公立医院和妇幼保健系统的社会职责，充分利用他们的资源优势：雄厚的师资，高端的专业人才，规范的教学体系和优化的科研团队。为积极培养生殖健康医师、生殖健康咨询师、保健护理师等专业人才构建平台，并建设培训基地和社区基地。

值得关注的是，不论是在世界范围还是中国大陆，性与生殖健康领域都是 NGO（non-governmental organization）最活跃之处。NGO 在妇女生殖健康、性病防控、国际协作等方面发挥了重要作用。

目前，随着世界健康和疾病状况的变迁，生殖健康服务要适应长期化疫情管理。生殖健康服务工作可以借助"互联网＋医疗健康"优势，利用互联网技术和人工智能（AI）实现实时、动态、智能的健康管理和服务，创建生殖健康服务的新模式。在大健康时代，生殖健康领域的各项工作都要立足于促进人类全面发展，构建世界和平发展的健康支持网络。

（蔡云朗　任慕兰）

参考文献

[1] "健康中国 2030"规划纲要 [Z/OL].[2016-10-25].http：//www.gov.cn/xinwen/2016 － 10/25/content_5124174.htm.

[2] 中国妇女发展纲要（2011—2020 年）[Z/OL].[2011-08-08].http：//www.scio.gov.cn/m/ztk/xwfb/46/11/Document/976066/976066_1.htm.

[3] 中国母婴安全行动计划（2018—2020 年）[Z/OL].[2018-04-27].http://www.cmcha.org/detail/15392328709010170591.html

[4] 中国计划生育协会中国人口与发展研究中心.中国生殖健康报告 [M].北京：知识产权出版社，2020.

[5] 顾向应，刘欣燕.生殖健康与计划生育学指南手册 [M].北京：中华医学电子音像出版社，2021.

第2章

青少年性教育

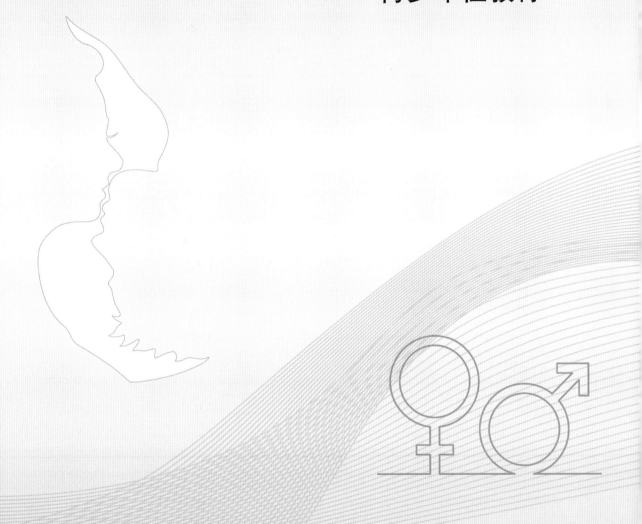

第一节 青少年性心理特点

性心理有狭义、广义两层含义。从狭义角度来看，性心理是男女双方性行为发生过程中的心理反应；从广义角度来看，性心理是与性相关的观念、意识的总和，是人关于性的所有的心理现象，如性意识、性欲望等。性心理是人的一种正常的心理。受社会环境、传统文化等因素的影响，我国的性教育一直属于"隐形教育"，是很多教育者、家长避而不谈的。青春期是人发展的一个重要阶段，在此阶段，人的性心理会不断发展。良好的性心理有益于形成完善的人格、积极向上的态度。为了促使青少年健康发展，社会、学校、家长、教育者、学生自身都应该正视性教育，积极对待性教育，以确保性教育能够顺利落实。

在青春期内，青少年会逐渐感受到两性之间的关系以及差别，由于性无知，在原始冲动下青少年容易被异性吸引，进而在性意识的引导下做出一系列的"反常行为"，如刻意地疏远异性或不受控制地接近异性等。

当代青少年在性心理发展过程出现了新的特点，主要表现为：

1. 生理发育提前

有关研究资料表明，当代青少年性发育成熟年龄明显提前。女生初潮平均年龄由 20 世纪 60 年代的 14.5 岁提前到 90 年代末的 13.06 岁。男生首次遗精平均年龄由 20 世纪 60 年代的 14.43 岁提前至 90 年代末的 14.02 岁。

2. 性心理发展前倾

有关研究表明，12～14 岁的学生已开始对异性产生兴趣、发生好感，希望接近异性、被异性议论；14～16 岁的学生就有性冲动和性欲望，一些人有手淫和性幻觉的体验。

3. 性观念和性意识开放

当代青少年受境外文化的影响，对性开放持宽容态度。青年学生的贞操观念已渐淡薄，甚至部分青少年对性冲动持随意的态度，在性行为方面也较轻率。与此同时，由于现阶段我国的社会文化氛围比较宽松，影视作品、文艺作品中关于性爱的描述，改变了国人传统的性意识，使得人们的性观念不断向开放化发展。

4. 性行为公开化、低龄化

当代青少年大多是独生子女，从小受宠爱，缺少生活的磨炼，自控力较低。另外，他们所处的社会大环境中性刺激日益增多。初中生已开始谈恋爱，有的学校甚至谈恋爱现象

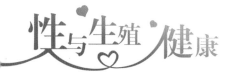

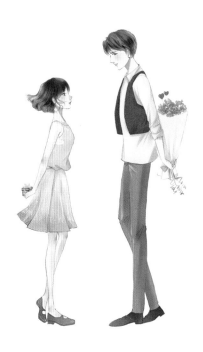

"蔚然成风"，无知者竟"引以为豪"。因此加强对青少年进行性心理方面的指导具有十分重要的现实意义。

5. 性兴趣广泛

随着身体发育不断完善，青少年的性征逐步显露，因而对性充满了好奇。他们会在有意或无意的情况下开始关注性相关问题，如生理问题、女性生育问题、恋爱婚姻问题等。随着青春期的不断发育，很多青少年的性兴趣发展至"与异性深入交往"方面，具体表现为开始注重自身的外在形象，更愿意与异性聊天、交往等。

6. 性情感极易波动

性情感是人在特殊时期对性所持有的态度，由于青少年还处于生长发育的过程中，性情感也会经历从不完善到完善、从不稳定到稳定的动态变化。例如：在性情感发展的最初阶段，青少年只是对异性怀有较为浓厚的兴趣，愿意与异性交往；随后，青少年的性情感可能会引导青少年不断注重自身的外在形象，进而吸引异性。

除了上述特点，青春期性心理的特点还包括性适应不易协调、性冲动比较突然等。

基于以上性心理特点，青少年常见的性心理问题主要表现为性体像意识（正确、客观地认识自己的身体及第二性征）困扰，性意识（被异性吸引、常想到性问题、性幻想及性梦等）困扰，性行为（如自慰性行为、边缘性行为和婚前性行为等）困扰。解决青少年的性心理困扰可以从以下几个方面入手：传授青少年科学的性知识，打破性神秘感；男女生共同活动，满足青少年与异性交往的需求；培养青少年选择信息的能力，抵御不良性刺激；充实青少年精神生活，转移兴奋点，使其增强自制力，控制性冲动等。

此外，同性恋群体相关心理问题在青少年性心理健康保健中所占的比重值得关注。同性恋是指在正常生活环境中对同性持续表现出性爱倾向，包括思想、情感以及性爱行为。国外人口学研究表明，同性恋者在人口中所占比例为3.6%～4.8%，按照中国人口基数来算，这是一个相当庞大的群体。青少年同性恋人群的性心理有不同于常人的特点：

1. 性取向对自我认同程度的影响

同性恋个体不断感受到社会普通人群对同性恋者的反感、敌意等消极态度，从而对自己的性取向产生一系列的消极态度并直接影响到自我认同。在巨大的压力下，他们往往会通过网络、同性恋者聚会场所或在同性恋者的小圈子里寻找认同，发泄情绪，交流情感，寻求心理上的慰藉。掩盖自己的性取向是心理压力的重要来源，并会导致不良的心理、健康、工作等相关问题。

2. 对家庭关系的影响

家庭支持是提升同性恋者心理健康水平的重要因素。同性恋者个体面临着强大的家庭压力，他们害怕和担心家人知道自己的性取向后会引发严重的后果，因此心理压力极大。

3. 对个人性经历的影响

同性恋群体作为一个社会边缘群体，其交友方式表现出很强的隐蔽性。与其他同性恋群体相比，大学生群体具有高等教育背景，有思想单纯、求知上进等特点，在与他人发生性关系后可能会不同程度地表现出恐慌与担忧，存在着"恐艾""恐曝光"情绪。此外，同性恋者常被污名化，遭到歧视、攻击等不公平的社会待遇，这也是增加同性恋者心理压力，尤其是抑郁和焦虑的重要原因。

关于青少年同性恋者心理健康的研究与实践严重滞后于青少年大群体的心理健康研究，目前已开始呼吁更多的心理专业及热心人士开展相关研究，以期为这一群体的青少年提供更健康的成长环境。

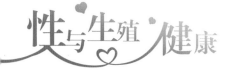

第二节　青春期性教育中的问题

青春期的性教育对促进青少年健康发展意义巨大，然而我国现阶段的青少年性教育存在以下问题：

1. 教育观念相对落后

由于不少教育工作者未能正确认识性教育的重要性，在主观上认为性教育不可大张旗鼓，因而在探讨性问题时常常采取消极态度，这不仅会影响性教育的落实，还可能会给青少年健康发展埋下隐患。

2. 性教育内容不够全面

目前性教育的内容主要为向学生讲述与性相关的生理知识，仅涉及性器官，很少涉及性心理、性伦理等，内容过于狭隘，无疑会影响性教育的效果。

3. 教育形式比较单一

沿袭了传统教育教学模式，教育者习惯性地采用灌输式教学，缺乏针对性，无法吸引学生兴趣也无法满足学生的个性化需求。

4. 教育覆盖面过于狭窄

性教育作为教育中的一部分，应该在儿童阶段就开始进行启蒙教育，渗透相关的理念，之后在青少年阶段落实性教育时，才能够顺畅自然，不至于过分突兀。

综上所述，种种原因导致我国青春期性教育缺陷较多，在积极采取措施优化青春期性教育时，建议从如下几点出发：

1. 端正教育者的观念

性教育虽然有着独特的内容，但是在本质上却与其他教育发挥着同样的作用，即促进青少年全面发展，提高青少年的综合素质。要广泛宣传，让社会各界正确认识性教育，形成良好的社会氛围，使青少年性教育更有保障。

2. 完善性教育的内容

性教育应该有完善的内容、完整的体系、清楚的知识脉络。如此才能够利于学生理解，形成认知框架并及时与其他知识相联系。在现阶段的性教育内容之中应增加性心理教育、性伦理教育、性道德教育等，以帮助学生形成正确的性价值观。

3. 多样化性教育的模式

要有意识地避免纯说教式教学，要激发学生参与教学的热情，要引导学生及时表达自身的困惑和感受，及时引导学生探索性知识。教育者可以基于教学内容的实际情况合理选择教学手段如案例教学法、小组合作学习法、实验教学法等。耳目一新的教学手法不仅能够激发学生的学习兴趣，还能够有效地提高教育的效果和效率，让性教育事半功倍。

4. 扩大性教育的覆盖面

延展性教育的覆盖范围，在幼小教育阶段开始有意识地向学生渗透性教育相关的知识内容，帮助学生启蒙性教育，防止学生在青春期内突然遭遇"性"而产生尴尬和抵触的情绪。也可以开展家长学校讲座，向家长普及性教育，增强家庭的教育支持。

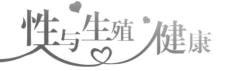

第三节　校园性侵害

校园性侵害是校园性别暴力的一种。我国校园性侵害并非少见，涉及小学、中学、大学等各类学校。2017年，《中国在校和毕业生遭遇性骚扰状况调查》调查了6 592人，69.3%遭受过不同形式的性骚扰，其中女性占75%，男性比例接近40%。2021全国妇联一项针对北京、南京等城市15所高校大学生的调查发现经历不同形式性骚扰的女性比例高达57%。大多数研究均采用问卷调查的定量方法研究校园性侵害事件的发生率，得到的数据可能远低于实际情况。

校园性侵害存在四个特点：① 对于教师权威的强调与重视是教师得以对学生实施性侵害的有利条件。② 采取间接暴力手段实施性侵害，施暴者可能用金钱贿赂、利益诱惑、哄骗、恐吓等方式来诱骗、迫使受暴者满足其需求。③ 校园性侵害次数多，持续时间长，对于受暴者来讲造成了更大的侵犯与伤害。④ 隐秘性强。性教育的缺失使得遭受性侵害的未成年人并不知自己的性权利受到了侵犯，也不敢或者不愿告诉家长，使得施暴者肆意长期、多次侵害学生，值得指出的是，校园性侵害的受害者包括了男女学生。施害者可能是异性，也可能是同性。

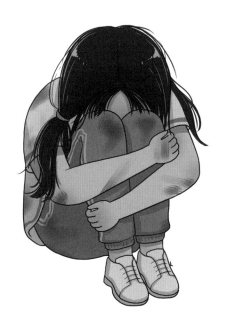

校园性侵害的形式包括：

1. 微信，短信、电子邮件骚扰

经常发微信、发短信、写纸条、发电子邮件，写一些"黄段子"或肉麻不堪的话，多次提出与对方到私密场所约会的请求，一般会被当事人认为是对他的性骚扰。

2. 言语的接触

故意谈论有关性的话题，询问个人的性隐私、性生活，对别人的衣着、外表和身材给予有关性方面的评语，故意讲色情笑话、故事等。

3. 非言语的行为

故意吹口哨或发出接吻的声调，身体或手的动作具有性的暗示，推、拉、撞、摸身体敏感部位，用暧昧的眼光打量，展示与性暗示有关的物件，如色情书刊、海报等。

4. 以性作为贿赂或要挟的行为

以同意性服务作为借口交换某些利益，甚至以威胁的手段强迫他人发生性行为。

5. 自我暴露

对受害者做出下流动作，暴露性器官或隐私部位。

6. 偷窥式骚扰

在他人未知情情况下进行偷窥，如在公共场所进行裙底偷窥。

减少青少年性侵害尤其是校园性侵害的发生，需要采取以下几个方面的措施：

一、自我层面的措施

1. 提高识别能力，增强防范意识

青少年需要了解自己身体的哪些部位是不允许他人碰触的，如果这些部位被不当或不舒服地触碰，需要勇敢地说"不"，对于制止后仍不停止接触的情况，需要积极寻求周围人群的帮助。在生活中要做到避免单独去陌生的地方，夜间活动注意安全。

2. 行为端正，态度明朗

对青少年实施性侵害的对象不单纯是陌生人，更有可能是生活中熟识的人群。同性也可能实施性侵害。因此，青少年在生活中遇到任何人提出的性接触，都要断然拒绝。

3. 学会及时求救，利用法律保护自己

由于许多性侵害都发生在私密场所，不被第三者所知，且实施性侵害的一方身体健康状况不明，感染性传播疾病风险极高，因此青少年在受到性侵害后要学会生理救助，要及时告诉亲友或可信任之人，此外也需要及时向警方求助，同时要去找医生。找医生之前不

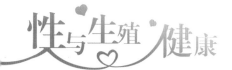

要洗澡，以便取证。

4. 学点防身术，携带防狼器具等，提高自我防范能力

青少年需要适度地掌握一些防身措施，有条件的可以学习防身术、跆拳道、武术等，对于柔弱的女同学，在夜间出行或者独自出游时可以选择随身携带如辣椒水、防狼喷雾、电击棒等器具，以备不时之需。

二、家庭和社会层面的措施

1. 加强预防措施

父母必须了解自己的责任，为孩子创造一个安全、尊重、平等的家庭生活环境，对孩子进行良好的性教育和安全教育，关心孩子的生理和心理变化，告诉孩子如何保护自己，注意孩子的情绪和行为变化，及时与孩子进行交流等。

健康向上的校园文化有助于学生健康成长。学校应该和家庭联手，开设性教育课程，创建健康的校园文化。让孩子从小就从正确的途径了解性知识，培养自我保护和性安全意识。

2. 完善监督机制

家庭、社区需要发挥积极的监督作用，校园中的性侵害更需要有科学具体的法律来加以监督与制止。要推进对校园性侵害的研究和校园安全的立法工作，加强各类媒体对校园防范性侵害的宣传工作，编写知识读本或宣传手册并广泛发放、大力宣传，鼓励和培养大家积极参与社会监督的意识。

3. 侵害发生后的应对策略

应对策略指的是当校园性侵害事件被公开后，当事人、家庭成员、学校、警察、社会服务机构等所要采取的一系列危机干预措施。个人如果认为自己遭受了校园性侵害，必须采取一定措施保护自己的合法权益。通过法律途径解决性侵害事件，要把申诉人范围扩大到除当事人以外的所有知情者，并且此类申诉应无时效限制，这样能够加大对受害者的保护力度，尤其是在受害者由于各种原因放弃救济时，其他知情者的申诉也可减少受害者的尴尬。更重要的是性侵害事件必须有明确的受理机关，规定具体的操作步骤，确立在调查此类案件时的原则，无论对受害者隐私权的保护还是对施暴者陈述权的维护都具有实际意义。检察机关构建"一站式询问"办案模式，检察机关、公安机关与医疗机构联动，一次性完成对受害者的询问、检查、医疗救助等工作，避免受害人在司法程序中受到二次伤害甚至多次伤害。救助机构协调医院开通"绿色通道"，快速对受害者进行医疗救治并收集

犯罪的有关证据，同时将检查的创伤降到最低。医疗机构设置未成年人谈话室，一次性完成询问、身体检查、生物样本提取等工作。同时医疗机构提供关于预防性侵害后妊娠及妊娠后续应对的措施及处理，减少受害者的后续伤害。

4. 社会服务机构的介入

受害者或施暴者都有可能需要长期的心理或社会治疗，因此专业的救助机构和社会组织就显得十分重要。国家应采取政策鼓励相关的社会机构的建立。

建立健全未成年被害人心理干预救助机制，及时对未成年受害者开展多阶段的心理疏导和心理矫治，尽量抚平对受害者造成的身心伤害。积极开展司法救助，对接社会救助，对于被害人亟需医治的情况，应积极与共青团、妇联、民政等维权机构联动，借助政府、社会多元力量给予帮助。维护安全的校园环境是全社会的责任。校园性侵害在我国仍然是一个相对较为敏感的话题。校园性侵害相关研究是性别暴力研究的重要组成部分，相信随着网络信息的不断丰富和社会性别平等意识的不断普及和发展，校园性侵害问题将日益成为值得关注的社会问题和研究方向。

（彭丹红　施勇　陈梦珠）

参考文献

[1] 刘小林. 青少年的性心理问题的原因分析及对策 [J]. 中国性科学，2007，16（3）：3133.
[2] 薛玲，郭素芳，王临虹，等. 我国青少年生殖健康现状 [J]. 中国妇幼保健，2004，19（16）：122123.
[3] 董晓莹. 校园性侵害的现状与思考 [J]. 中国性科学，2013，22（9）：94-98.
[4] 朱云武. 大学生同性恋心理状况的质化研究 [J]. 校园心理，2013，11（5）：3.

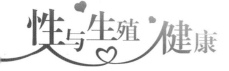

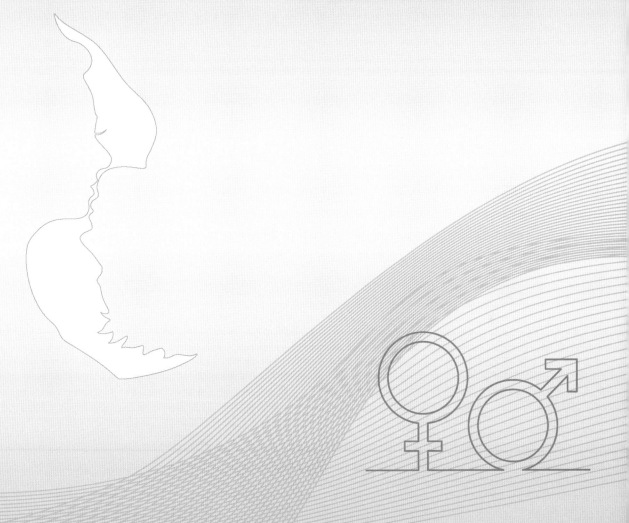

第3章

生殖健康的影响因素

第一节 概 述

　　随着环境污染的加重及生活方式的转变等，男性及女性生殖健康均存在诸多的问题。

　　男性生殖健康存在诸多的问题，如：① 精子质量下降。研究表明人类精子数量平均每年下降 2%。近 50 年来，男性的精子数量下降将近一半。② 近年来，不育症的发病率已从 8% ～ 10% 上升到了 12% ～ 16%。③ 勃起功能障碍的发病率随着年龄的增长而增加。随着老龄化社会的加剧，人群勃起功能障碍的发病率也在逐渐增加。④ 性传播疾病发病率在我国呈快速增长势头，淋病、HIV 感染等严重影响男性生殖健康。⑤ 对男性生殖健康的关注不足，传统观念将女性作为生殖的中心，对于男性在生殖中的地位过于忽视。大多数男性对自己缺乏关心，目前男性因病就诊的频率明显低于女性。同时，社会层面对男性生殖健康的关注也明显不足。

　　女性生殖健康也存在诸多问题，如：① 人工流产率增加，不孕症患者增多。② 性开放及不洁性交导致性传播疾病发病率快速增长，影响生育力。③ 女性的学习工作压力增加，生育观念转变，女性的生育年龄普遍推后，高龄所导致的不孕、流产、妊娠合并症及并发症发病率增加。④ 较大的精神压力，不良的生活饮食习惯等所致的肥胖，外界环境污染等因素均可导致女性卵子质量下降及排卵障碍增多。

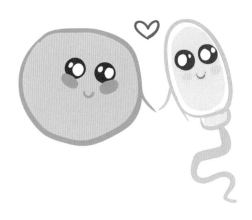

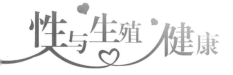

第二节 遗传因素与生殖健康

随着遗传学的发展，人类逐渐认识到多种疾病的发生与遗传物质的改变密切相关。遗传因素对生殖健康的影响主要表现为对生殖系统疾病、生殖系统发育与生殖能力及后代的影响。

目前已知的染色体病超过 100 种，单基因病超过 6 000 种。许多遗传病特别是染色体病会对生殖健康尤其是生育能力造成巨大影响，是临床上导致不孕不育的重要原因。

常见的遗传病包括精曲小管发育不全（克氏综合征）、XX 男性综合征、超雄综合征（XYY 综合征）、Y 染色体微缺失综合征等。这些疾病会导致精子发生、发育异常，继而导致不育。同时，部分疾病也会导致发育异常，如睾丸体积小、男性乳房发育、胡须及阴毛稀少甚至没有外生殖器等。某些先天性疾病如无睾症、隐睾等因为会造成其患者睾丸发育异常，会导致无精症或精子质量下降，影响男性的生育能力。特纳综合征（45，XO）是常见的染色体异常疾病之一，常伴有先天性卵巢不发育或发育不全，特纳综合征患者自然妊娠率仅为 5% ～ 7%，其自然流产率为 22.8% ～ 30.8%。

其他一些与遗传因素相关的疾病如超雌综合征、早发性卵巢功能不全、卵巢功能早衰、遗传性乳腺癌 - 卵巢癌综合征、林奇综合征等均会影响女性的生殖系统及生殖能力。超雌综合征是一组性染色体异常疾病，该病患者的染色体核型比正常女性染色体核型（46，XX）额外多了 1 条或 1 条以上 X 染色体，大部分患者一般发育正常、智力低下、生育力低下，会早绝经。早发性卵巢功能不全指女性在 40 岁以前出现卵巢功能减退，主要表现为月经异常、促性腺激素水平升高（FSH ＞ 25IU/L）、雌激素水平波动性下降，人群中该病发病率约为 1%，严重影响生育力。遗传性乳腺癌 - 卵巢癌综合征、林奇综合征等破坏女性生殖系统，影响生育力。

第三节　环境因素与生殖健康

1. 物理因素

环境中的多种物理因素包括热、电离辐射、微波、噪声等会对生殖健康尤其是男性生殖健康造成影响。高热环境会损害男性的生育力。高温抑制精子产生，降低精子质量；温度每升高 1℃，就会导致 14% 生精功能受到抑制。暴露于高温 6 ～ 8 个月，异常形态的精子会增加 1 倍。

辐射包括电离辐射和非电离辐射两种。电离辐射的影响最早出现在从事放射性工作的人员和核事故受害者身上。电离辐射对男性生育力的影响与剂量有关。单次照射剂量＞0.15 Gy 就可引起暂时性不育，剂量＞2.0 Gy 就可导致永久性不育。一些电离辐射可能导致流产、胎儿发育畸形及新生儿智力低下。

非电离辐射主要包括微波辐射。非电离辐射对男性生育力的影响远小于电离辐射。微波辐射可通过多种机制影响男性生育力，但一般剂量的微波辐射只是暂时影响男性生育力，不会引起永久性不育。噪声可能引起女性月经异常，影响排卵，孕期噪声可能造成胎儿及新生儿听力损伤。

2. 环境化学因素

（1）重金属及其化合物

生殖系统对重金属及其化合物的作用非常敏感，往往在其他系统尚无反应时即出现生殖功能障碍。

重金属主要包括铅、汞、铝、铜、镉、锰等，对睾丸有直接毒性作用，可使精子密度减少、活力下降和畸形率增加。此外，重金属还能影响男性的勃起功能，造成勃起功能障碍。如铅中毒可致精子生成过程变化和生育力降低。古罗马时代，贵妇人将葡萄酒和果汁贮存于含铅的酒壶中，慢性铅中毒导致她们不断地出现流产、死胎和不孕。铅具有神经毒性，经过胎盘进入胎儿血循环，影响胎儿发育并损害胎儿中枢神经系统，损伤婴儿的记忆、思维、判断功能且不可恢复。症状性铅中毒早期表现为消化功能紊乱、食欲减退、无故哭闹等。针对我国十几个主要城市的研究表明，约有 50％ 的儿童血铅水平超标，有的城市几乎所有生活在工业区内儿童都已发生铅中毒，铅污染问题极其严重。

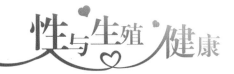

（2）环境持久性有机污染物

环境持久性有机污染物（persistent organic pollutants，POPs）是指在环境中广泛分布、长期存留，通过食物链在生物体内蓄积并通过生物体逐级传递，对生物体及其后代产生不利影响的一类化学物质。

首批全球禁用的POPs包括3类12种物质：① 杀虫剂，如滴滴涕、氯丹、灭蚁灵、艾氏剂、狄氏剂、异狄氏剂、七氯、毒杀酚和六氯苯。② 工业化学品，如多氯联苯。③ 工业或燃烧中的副产物，如二噁英、呋喃。

POPs广泛使用于工业各行业中，如制鞋、印刷、干洗、喷漆、家具制造、涂料、胶水、金属工业等。POPs具有致癌、致突变和致畸、影响神经和内分泌及生殖等毒性。苯乙烯能导致男性性功能障碍，使配偶的妊娠合并症增多。苯可诱发小鼠生殖细胞突变，使精子畸形率增高，初级精母细胞畸变，精原细胞姐妹染色体互换率增高。动物实验中可致小鼠睾丸萎缩、少精症和精子畸形。二甲苯可引起小鼠精子数量减少，活动精子率下降，精子畸形率增高，致孕能力降低，并可导致睾丸组织中多种酶的活性发生变化，使多种细胞器受损。有机溶剂还能干扰雄性内分泌，如二甲苯可影响睾酮的分泌。而有机溶剂对于子代的影响则表现为使自然流产率、低体重儿娩出率和先天缺陷的发生率升高。

（3）环境碘

碘是人体必需的微量元素，也是胎儿及婴儿生长发育所需的重要的微量元素。合成甲状腺素不可缺少碘，甲状腺素能增强机体能量代谢。全世界约有16亿人居住在缺碘地区，因机体摄入碘不足而发生碘缺乏病。我国约有4.25亿人口居住在碘缺乏地区，一年有近千万新生儿出生在碘缺乏地区，约有100万～200万的孩子因胎儿期缺碘而智力低下。

环境碘缺乏对生殖健康的影响包括：① 碘缺乏地区妇女月经失调、不孕发生率高。② 碘缺乏地区流产、早产、死胎率、胎儿先天缺陷发生率和围生期婴儿死亡率高于非碘缺乏地区。③ 碘缺乏病对人类最大的危害是使胎儿脑发育滞后。在我国，新生儿出生后常规采足底血进行先天性甲状腺功能减退的筛查，以期及早发现和干预。胚胎期轻度缺碘可导致胎儿甲状腺功能低下，发育迟缓，神经运动功能发育落后等。地方性克汀病是碘缺乏病最严重的病症，出生后在儿童期表现为呆小症。新生儿甲状腺肿即胚胎期甲状腺功能低下而发生代偿作用。单纯性聋哑据推测可能是胎儿早期暂时性缺碘使内耳受损。

（4）雾霾

雾霾是雾和霾的混合物。早晚湿度大时，雾的成分多；白天湿度小时，霾为主要成分。雾是自然天气现象，总体无毒无害；霾的核心物质是悬浮在空气中的烟、灰尘等物质，主要由二氧化硫、氮氧化物和可吸入颗粒物（$PM_{2.5}$）这三类物质组成。$PM_{2.5}$本身既是一种污染物，又是重金属、多环芳烃等有毒物质的载体。这三类物质与雾气结合在一起，让天空瞬间变得阴沉灰暗。雾霾天气形成主要是因为人为的环境污染，如汽车尾气排放，再加上气温低、风小等自然条件导致污染物不易扩散。雾霾天气现象增多，空气质量恶化，大气酸雨、光化学烟雾现象增加，可能急性触发老慢支、肺气肿、哮喘、支气管炎、鼻炎、呼吸道感染等常见的呼吸道系统疾病，长期处于雾霾环境中可能引发肺癌、心肌梗死，使总死亡率上升。

PM$_{2.5}$附着许多重金属和多环芳烃，对孕妇有毒性，导致胎儿宫内生长迟缓和新生儿低出生体重。持续雾霾天气对人的心理和身体都有影响，会刺激或者加剧心理抑郁的状态。雾霾天光线较弱及导致的低气压会使人精神懒散、情绪低落。此外，雾霾天也不利于儿童成长。雾霾天日照减少，儿童体内维生素D生成不足，钙的吸收大大减少，使婴儿佝偻病发病率升高，致使儿童生长减慢。美国哈佛大学研究发现，居住地沿主干道者发生不孕不育的概率比远离主干道者高11%，其中发生原发性不孕的概率高5%，而发生继发性不孕的概率高21%；大气颗粒污染物PM$_{2.5}$至PM$_{10}$颗粒浓度每增加10 μg/m^3，女性发生原发性与继发性不孕的概率均增加10%。

（5）环境激素

环境激素是环境中能干扰内分泌功能的物质或能起到类似激素作用的化学物质，也称环境内分泌干扰物（estrogen-mimicking endocrine disruptors，EEDs），主要包括环境雌激素、环境抗雌激素，环境抗孕激素和环境抗雄激素。EEDs是现代工业的产物，通过食物链进入人体，引起人体自身内分泌功能紊乱。已知的环境激素至少有70多种，40余种是农药组分，其他的有杀菌剂、防腐剂、塑料添加剂、洗涤剂、医用品、药物、食品添加剂、化妆品、汽油排放物、日常生活用品等。

低剂量环境激素就对人体生殖系统有影响，出生前后和青春期是敏感期。环境激素可引起性早熟，引起女性子宫内膜异位症及早发型卵巢功能减退而影响女性生育能力，还可引起男性精子质量和数量下降、精子死亡率和畸形率显著升高、勃起功能障碍，从而影响男性生殖功能，引起子代性发育异常及不良的妊娠结局。

美国在越南战争中使用落叶剂，受害地区胎儿先天性腭裂和脊柱裂、流产、死产、葡萄胎、新生儿死亡的发生率升高，胎儿畸形（如联体双胎、无脑儿、无眼症、肢体畸形等）率增高。日本西部地区米糠油事件中，居民食用混入多氯联苯化合物（PCBs）的米糠油，发生了中毒事件，有13名孕妇分娩的新生儿出现体重低、皮肤色素沉着、严重氯痤疮、眼分泌物增多、牙龈着色等症状，称为"油症儿"，其中有两例死产儿、两例早产儿。

产前或围产期接触外源性雌激素或抗雄激素等物质，可致雄性后代出现精子量降低、尿道下裂、隐睾及睾丸肿瘤等问题。双亲暴露于环境激素物质，甚至会影响人群的新生儿的性别比。1976年生活在意大利塞韦索地区的成年人，意外暴露于泄漏事故释放的大量

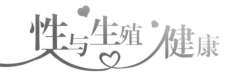

二噁英，在事故发生后的 1977—1984 年间，新生儿中女性的比例为 63.2%。消除污染后，该地区新生儿的性别比才逐渐恢复正常，女性占 51.6%。

环境激素还可能是一种促癌剂，引起乳腺癌、卵巢癌、睾丸癌、前列腺癌。此外，还可能造成精神、免疫系统功能障碍，造成犯罪率上升等问题，甚至有学者指出，目前社会"阴盛阳衰"的现象也可能与环境激素有关。

3. 环境生物因素：传染性因子

（1）TORCH 感染

"TORCH"是一组病原微生物的英文名称缩写，包括：弓形虫（toxoplasma），其他病原微生物（others）如梅毒螺旋体、带状疱疹病毒、细小病毒 B19、柯萨奇病毒等，风疹病毒（rubella virus），巨细胞病毒（cytomegalo virus）以及单纯疱疹病毒（herpes virus）Ⅰ／Ⅱ型。这些病原微生物广泛存在于自然界，其中风疹病毒及巨细胞病毒常常经呼吸道传播，弓形虫主要通过接触污染的未熟的肉制品及奶制品、宠物、污染的土壤等感染，单纯疱疹病毒通过直接接触患者感染。大多数情况下，母亲感染 TORCH 病原体常常没有临床症状，但 TORCH 病原体对胎儿和新生儿却有严重危害，因为微生物能通过胎盘或产道引起宫内感染，易造成流产、死胎、胎儿发育畸形、胎儿宫内发育迟缓和新生儿先天性感染。

（2）新型冠状病毒

新型冠状病毒肺炎疫情防控至今已有 3 年多的时间，是影响社会活动的重大公共事件。新型冠状病毒及其疫苗对生殖健康的影响也受到了越来越多人的关注。总体说来，孕妇比一般人群更易感染新型冠状病毒，尤其在原本有慢性疾病或妊娠并发症的情况下。新冠病毒理论上会影响生殖系统。根据目前的观察，尚无新型冠状病毒母婴垂直传播的证据。未观察到新型冠状病毒感染者的严重不良新生儿结局。尽管如此，孕产妇和

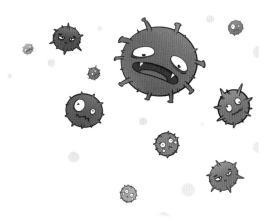

新生儿仍应视为新型冠状病毒感染预防和管理的重点人群。在 2022 年末中国防疫政策调整之后，社会人群中新型冠状病毒感染者大幅度增加，不少妇科门诊月经异常的患者明显增加，但尚无大数据报道。根据新冠病毒感染死亡者尸检案例报道，在男性的性腺中发现了病毒侵犯的证据。

第四节　其他因素

1. 吸烟

吸烟是公认的自损性行为，长期吸烟可以导致多种疾病，包括癌症、心脑血管疾病等，严重危害人类的健康。香烟中的成分十分复杂，估计含有4 700多种有害化合物，其中3 000多种已得到确认，许多物质具有致癌、致畸和致突变的作用。我国吸烟人数约有3.5亿，遭受被动吸烟危害的人数约5.4亿，二手烟雾与吸烟者直接吸入的烟雾相比，致癌和有毒化学物质的浓度更高。吸烟能够从多个方面影响人类的生殖健康。

吸烟对于男性生殖健康的影响主要表现为：① 损害睾丸的功能。香烟中含有的尼古丁、一氧化碳、苯并芘、可尼丁、铅、镉等多种物质能通过不同途径损伤睾丸的功能，影响精子的成熟过程，致使精子活动力和受精能力下降而引起不育。除此之外，吸烟还会损害睾丸分泌激素的能力。② 损伤精子DNA完整性。精子染色质异常和DNA损伤可导致男性不育。香烟中含有丰富的诱变物质和致癌物质，吸烟会导致精子DNA指标改变，使畸形精子增多。③ 影响男性性功能。吸烟对于性功能的影响也是吸烟影响男性生殖健康的关键因素。与不吸烟者相比，每天吸烟超过20支的男性发生勃起功能障碍或性功能障碍的可能性显著增大，性功能障碍者中既往吸烟者数量是非吸烟者的2倍。

吸烟对于女性生殖健康的影响主要表现为：① 损害卵巢的功能。烟草烟雾中的尼古丁、苯并芘、重金属镉等有害成分会干扰雌、孕激素的合成，阻碍卵泡的发育、成熟以及排卵的进程，最终使生殖功能严重受损。② 损害输卵管功能。输卵管是运送卵子、受精卵的重要通道。烟草中的有害成分会损害输卵管的功能，使发生宫外孕的风险增加。③ 使发生流产、早产、死胎的风险增加。暴露于烟草烟雾可使自然流产风险增高1.2倍，死胎风险升高1.6倍，出现早产的风险增加15%。除此之外，烟草还会导致胎儿发育迟缓。

2. 肥胖

随着人群膳食结构及生活方式的改变，超重和肥胖的患病率呈急剧上升的趋势，肥胖问题已成为全世界关注的重要公共卫生问题。我国对于肥胖的定义为体重指数（BMI）超过28 kg/m²。肥胖对人类生殖系统造成严重危害，是威胁人类生殖健康的重要因素之一。

肥胖影响男性生殖功能和性功能，主要表现在：降低精子的活力、数量、正常形态率和DNA结构的完整性，从而影响自然妊娠及人工辅助生殖技术的成功率；降低男性的性欲，

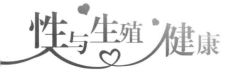

增加勃起功能障碍的患病率和射精障碍的风险。

肥胖对于女性生殖健康的影响也是多方面的：① 使女性的受孕概率降低并使流产的风险增加。② 使早产、胎儿宫内死亡及新生儿死产的风险增加。③ 导致多种妊娠期合并症发生率升高，如妊娠糖尿病、妊娠期高血压等。④ 肥胖影响女性分娩及哺乳，使产后出血的风险增加，产后哺乳的概率降低。⑤ 使子宫内膜癌、卵巢癌等多种妇科肿瘤发生的风险增加。

3. 年龄

年龄是影响生殖健康的重要因素。随着年龄的增长，男性的性兴趣及性活动逐渐减弱，精子发生和睾丸的内分泌功能也明显下降。60 岁男性的血浆睾酮水平较年轻人下降约 35%。随着雄激素水平的下降，还会出现性欲减退、勃起功能障碍、潮热、多汗、焦虑、肥胖、记忆力及体力下降等问题。生精小管的体积和长度也会随着年龄的增长而减少，进而造成生精上皮数量和功能的下降；同时，下丘脑 – 垂体 – 性腺轴的功能也会明显减弱，这些都会导致男性生精功能显著下降。

对女性而言，一生能排出的卵子只有 400 ～ 500 个。卵子总数在胎儿时已定，胚胎 16 ～ 20 周时卵原细胞数达到最高峰，有 600 万 ～ 700 万个，此后卵原细胞陆续闭锁退化，出生时约剩 100 万 ～ 200 万个，至青春期时仅剩 30 万 ～ 50 万个，卵巢功能随年龄增长一路衰减，女性 35 岁后卵巢功能存在"折棍式"下降，因而年龄是评价卵巢功能的首要指标。医学上将年龄≥ 35 岁怀孕者称为高龄产妇。35 岁及以后女性流产、胎儿畸形及发育异常、妊娠期高血压、妊娠糖尿病等并发症的发生率会显著增加，足见年龄对生殖健康的重要性。

4. 家庭暴力

相对来说，女性的社会及经济地位不高，属于弱势群体，一些女性在家庭中承受着不同形式的暴力。家庭暴力对妇女身心健康的影响巨大，常常包括精神上和肉体上的折磨：① 精神伤害。如抑郁、恐惧、焦虑、低自尊、性功能障碍、创伤后应激失调、自杀或杀人等。美国研究显示，25% 受丈夫虐待的妇女曾有过自杀的企图。辽宁省女性犯罪情况显示犯有重伤害和杀人罪的女性罪犯中 80% 承受家庭暴力。② 躯体伤害。如组织损伤（从皮肤划痕至骨折、脏器破裂）、头痛、肠易激惹综合征、哮喘、自我损伤的行为、终身残疾等。③ 影响生殖健康。家庭暴力可造成流产、早产、过期产、低出生体重、死胎、死产、孕产妇死亡。与家庭暴力相关的性暴力使女性成为无保护性交的各种危险后果的高危人群。④ 衍生伤害。受虐的妇女更容易发生酒精滥用和药物滥用。

（王艳　刘春辉）

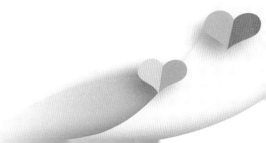

参考文献

[1] 侯丽艳，李军．环境激素对男性生殖系统影响研究进展［J］．中国公共卫生，2007，23（11）：1397-1399.

[2] 焦薇薇，鲁岊，邱文然，等．肥胖对男性生殖功能影响的研究进展［J］．世界中西医结合杂志，2021，16（3）：585-588.

[3] 李园园，赵峰，张文丽，等．双酚A对生殖健康影响的研究进展［J］．环境卫生学杂志，2019，9（1）：73-77.

[4] 刘国敏．我国邻苯二甲酸酯环境污染现状及对女性（雌性）生殖健康的危害［J］．职业卫生与应急救援，2020，38（3）：320-324.

[5] 陶园，周鹏，俞文兰，等．江苏省铅酸蓄电池企业女职工生殖健康现况调查［J］．中国工业医学杂志，2019，32（4）：249-252.

[6] 田英，马明月．环境内分泌干扰物暴露对女性生殖健康的影响［J］．沈阳医学院学报，2020，22（2）：97-99.

[7] 王俊璇，朱文赫，吕士杰．微波辐射对生殖健康影响的研究进展［J］．吉林医药学院学报，2020，41（2）：129-131.

[8] 王璐，鹿群，王斌．环境内分泌干扰物－双酚A与女性生殖健康关系的研究进展［J］．中国生育健康杂志，2021，32（2）：179-182.

[9] 杨威，杨明俊，王玉柱，等．大气污染细颗粒物对女（雌）性生殖健康影响的研究进展［J］．中华生殖与避孕杂志，2019（7）：602-607.

[10] 邹珍，杨晨，艾庆燕．吸烟对男性生殖的毒性影响［J］．延安大学学报（医学科学版），2014，12（3）：44-46，53.

[11] BOOTH D T, DUNSTAN A. A preliminary investigation into the early embryo death syndrome（EEDS）at the world's largest green turtle rookery[J]. PLoS One, 2018, 13 (4): e195462.

[12] WU H, WU L H, WANG F, et al. Several environmental endocrine disruptors in beverages from South China: occurrence and human exposure[J]. Environ Sci Pollut Res Int, 2019, 26 (6): 5873-5884.

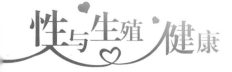

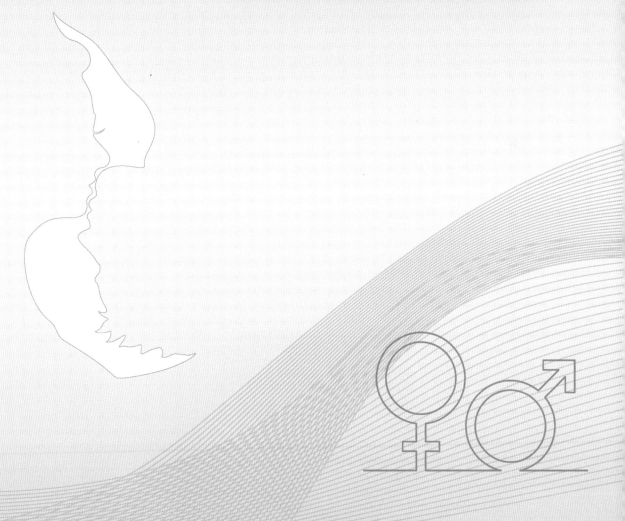

第4章

生殖系统解剖与生理功能

第一节　女性生殖系统解剖

女性系统包括外生殖器和内生殖器。外生殖器包括阴阜、大小阴唇、阴蒂以及阴道前庭的各部分,内生殖器包括阴道、子宫、输卵管和卵巢(合称附件)。

女性生殖系统的分化始于胚胎期。女性胚胎的染色体核型为(46,XX),因为没有Y染色体,因此性腺不能分化为睾丸,生殖器分化没有受睾丸激素及米勒管抑制素的影响,就形成女性系统。在胚胎第7周左右,生殖腺趋向分化为卵巢;第8～9周,内生殖器向女性分化;而到了胚胎第12周,外阴可以分辨出女性型。如果胚胎的性染色体出现异常,性别分化就可能出现异常,如女婴的外阴男性化或性别特征模糊。此外,胚胎发育过程中,宫内外环境的影响也可能造成性别分化异常和性器官发育异常,如先天性无子宫、无阴道等。

(一) 女性外生殖器

1. 阴阜:位于耻骨联合前面,皮下有丰富的脂肪组织。阴阜皮肤上,卷曲的阴毛呈倒三角形分布,是女性重要的第二性征。

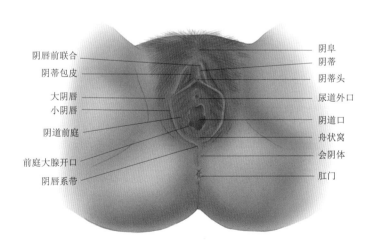

图 4-1-1　女性外生殖器

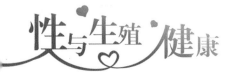

2. **大阴唇**：为外阴两侧一对隆起的皮肤皱襞。大阴唇外侧面为皮肤，内含皮脂腺和汗腺；内侧面湿润似黏膜。大阴唇局部受伤后易形成血肿。

3. **小阴唇**：位于大阴唇内侧，为一对纵向皮肤皱襞，表面湿润、色褐、无毛，富含神经末梢，故极敏感。

4.**阴蒂**：位于阴阜下方，阴蒂包皮内，主要为海绵体组织，性兴奋时勃起。

5.**阴道前庭**：为两小阴唇之间的菱形区域。前为阴蒂，后为阴唇系带，两侧为小阴唇。在此区域内有以下结构：

（1）尿道外口：位于阴蒂与阴道口之间的椭圆形小孔。两旁有一对腺体，称尿道旁腺。

（2）前庭大腺：又称巴氏腺，位于大阴唇后部，阴道口两侧各一。开口于阴道前庭后方小阴唇与处女膜之间的沟内。性兴奋时分泌黄白色黏液，起润滑作用。

（3）前庭球：又称球海绵体。位于前庭两侧，具有勃起性，表面覆盖球海绵体肌。

（4）阴道口及处女膜：阴道口位于尿道外口后方，其周缘覆有处女膜，处女膜中央有一开口，多呈圆形或新月形，月经期经血由此流出。阴道分娩后仅留有处女膜痕。

（二）女性内生殖器

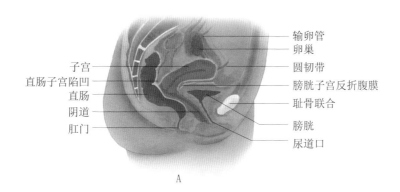

A

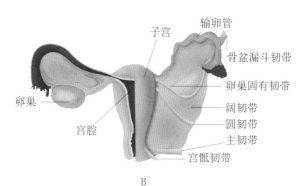

B

图 4-1-2 女性内生殖器

1. 阴道：为性交器官、经血排出及胎儿娩出的通道。

位于下腹部骨盆下部中央，呈上宽下窄的管状，前壁长 7～9 cm，与膀胱和尿道相邻，后壁长 10～12 cm，与直肠贴近。阴道上端包围宫颈，环绕宫颈周围的部分称阴道穹隆。后穹隆最深，与直肠子宫陷凹紧密相邻，为盆腔最低部位，临床上可经此处穿刺或引流。

阴道壁有很多横纹皱襞，伸展性较大。阴道黏膜呈淡红色，无腺体。阴道肌层由两层平滑肌纤维构成。阴道壁富有静脉丛，受损伤后易形成血肿。

2. 子宫：以肌肉为主的空腔器官，主要功能是孕育胎儿和产生月经。

成人子宫外形为前后略扁的倒置梨形，重 50～70 g，长 7～8 cm、宽 4～5 cm、厚 2～3 cm，宫腔容量 5 mL。子宫上部较宽，为子宫体，宫体上缘隆突部称子宫底。两侧为子宫角。宫腔上宽下窄，与宫颈腔相通，两侧在宫角与输卵管相通。

子宫下部呈圆柱形，称子宫颈，内腔为子宫颈管，长 2.5～3 cm，下端为宫颈外口，通向阴道。已产妇宫颈外口受分娩影响而形成横裂，分为宫颈前唇和后唇。宫颈管黏膜层有许多腺体，能分泌碱性黏液，形成黏液栓将宫颈管与阴道隔开。宫颈外口柱状上皮与鳞状上皮交界处是宫颈癌的好发部位。宫颈癌筛查即在此处进行细胞学检查。

子宫内膜为粉红色黏膜组织，从青春期开始受卵巢激素影响。在月经周期其表面 2/3 称功能层，发生周期性变化产生月经；靠近子宫肌层的 1/3 内膜无周期性变化，称基底层。

子宫肌层非孕时厚约 0.8 cm，由平滑肌束及弹力纤维所组成，分为肌束排列方向不同的 3 层。子宫肌收缩时可压迫血管，有效地制止子宫出血。分娩时子宫肌收缩是主要的产力，助胎儿、胎盘娩出。

子宫位于盆腔中央、膀胱与直肠之间，下端接阴道，两侧有输卵管和卵巢。子宫主要靠子宫韧带及骨盆底肌和筋膜支托，正常位置呈轻度前倾位。

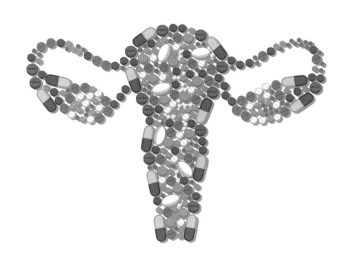

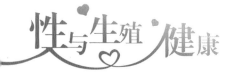

子宫韧带：共有4对，即圆韧带、阔韧带、主韧带及子宫骶韧带。若这4对韧带以及骨盆底肌和筋膜薄弱或受损伤，将导致子宫位置移位，造成盆腔脏器脱垂，该症状在老年妇女中多见。

3. 输卵管：为子宫两侧一对细长而弯曲的管道，近端与子宫相连通，外端游离。输卵管由近及远分为4部分，即间质部、峡部、壶腹部和伞部。输卵管是卵子与精子相遇结合之处，也是受精卵进入宫腔的管道。

4. 卵巢：女性性腺，左右各一，具有生殖和内分泌功能，产生和排出卵细胞，并分泌女性性激素。成年妇女的卵巢约4 cm×3 cm×1 cm，重5～6 g。绝经后卵巢萎缩。卵巢外侧以骨盆漏斗韧带连于骨盆壁，内侧以卵巢固有韧带与子宫连接。卵巢皮质中有原始卵泡，称为卵巢储备，女婴出生时原始卵泡数约100万～200万个。

（三） 阴道微生态环境

阴道微生态的理念基于女性生殖系统自我防御功能而提出。阴道微生态环境由阴道微生物群、女性内分泌系统、阴道解剖结构及阴道局部免疫系统共同组成。稳定的阴道微生态菌群（正常女性阴道内部乳酸杆菌比例应≥70%）是正常阴道微生态的核心组成部分，正常阴道内有多种微生物存在，其与阴道环境各因素如酸碱度（正常pH值为3.8～4.5）、各类酶（白细胞酯酶、唾液酸苷酶等）间相互依赖、相互制约，达到动态的生态平衡。临床上从形态学和功能学两个方面对阴道微生态进行评价。阴道微生态失衡可导致一系列的女性生殖泌尿道感染性疾病，主要包括各类阴道炎、性传播疾病、尿路感染等。也有研究表明女性阴道内乳杆菌数量的减少或缺失与子宫内膜炎和盆腔炎性疾病的高风险相关。阴道微生态环境失衡或变化会使人乳头瘤状病毒HPV的感染率增加，HPV感染也可诱发阴道微生态失衡。值得关注的是，妊娠期妇女阴道微生态失衡可能会导致早产、宫内感染、胎膜早破、胎儿窘迫等不良妊娠结局。

（任慕兰）

第二节　男性生殖系统解剖

男性生殖系统可以分为外生殖器和内生殖器两部分。外生殖器包括阴茎、阴囊，内生殖器包括生殖腺（睾丸）、输精管道（附睾、输精管、射精管）和附属腺体（前列腺、精囊腺等）。在胎儿发育阶段，外生殖器在雄激素的作用下，第9周开始逐步向男性发育，而睾丸最初位于后腹壁的上方，第3个月时位于盆腔，在第7～8个月时抵达阴囊。

男性睾丸的主要功能是产生精子和分泌男性激素。附睾、输精管、射精管和尿道是运输精子的生殖管道，附睾还有促进精子成熟和供给营养的作用。附属腺体的分泌物是精浆的主要成分，可以供给精子营养并帮助其受精。

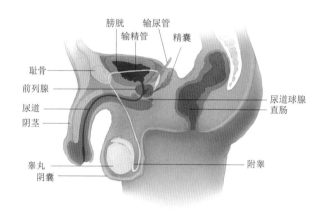

图 4-2-1　男性生殖系统的解剖

（一）男性外生殖器

1.阴茎：阴茎由双侧阴茎海绵体和下方的尿道海绵体构成，呈圆柱状。平时在无性冲动时阴茎呈疲软状态，自然下垂在阴囊前面。阴茎的主要功能是排尿、排精液和进行性交，是进行性行为的主要器官。

阴茎由前到后分为头、体、根三部分。前端略膨大部为阴茎头部（又称龟头），其最前端为尿道外口，是尿液和精液排出体外的共同出口。阴茎头部后较细处为阴茎冠状沟，近冠状沟能翻转上去的皮肤为包皮，除阴茎头以外的阴茎可视部分称为阴茎体。通常将阴茎上面称为背面（阴茎背侧），阴茎下面称为尿道面（阴茎腹侧）。阴茎脚指阴茎不可视

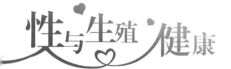

的固定部分，固定于耻骨下支和坐骨支。

在阴茎前端，皮肤由内、外两层反折形成包皮。内层又称为内板，经阴茎颈部移行于龟头，并在尿道外口移行于尿道被膜。在龟头下面正中，有一皱襞连于包皮，称包皮系带。包皮游离缘围成的口称包皮口。包皮内板与龟头之间的间隙称包皮腔。儿童的龟头完全被包皮包裹，但仍可上翻包皮，完全显露龟头。因为包皮发育不及阴茎快，成人龟头多数已露于包皮腔之外。包皮口狭窄，或包皮与阴茎头粘连而导致包皮不能上翻显露出尿道口和阴茎头的情况，称为包茎。如果包皮虽然覆盖阴茎头，但能上翻露出尿道口和阴茎头，称为包皮过长。

2. 阴囊：阴囊为阴茎根部与会阴间的皮肤囊袋，容纳睾丸、附睾和精索。阴囊位于耻骨联合的下方，两侧股上部的前内侧。阴囊皮肤存在皱纹，有很强的弹性，薄而柔软，有少量阴毛和明显的色素沉着。阴囊可以在神经调节下随外界温度变化舒缩阴囊，便于散热，使阴囊内温度低于体温，有利于精子的发育。肉膜在正中形成阴囊中隔，将阴囊腔分为左右两部分，分别容纳左右两侧的睾丸、附睾和精索。

（二）男性内生殖器

1. 睾丸：睾丸的主要功能是生成精子和分泌男性激素。睾丸位于阴囊内，呈白色，卵圆形，左右各一。睾丸分内外侧面、前后两缘、上下两端。内侧面与阴囊隔相贴；外侧面隆起，与阴囊外壁相贴；前缘游离而隆起；后缘又称睾丸系膜缘，与附睾和精索下部相接，有血管、淋巴和神经出入；上端后部由附睾头覆盖；下端则游离。

成人每个睾丸平均容积为 15～25 mL，一般是右侧略高于或略大于左侧。新生儿睾丸相对较大，出生后至性成熟之前发育缓慢，青春期后迅速增大，老年时则逐渐萎缩。睾丸在胚胎早期位于腹腔内，以后逐渐下降，出生时已降至阴囊中。

睾丸的表面有三层膜，即鞘膜、白膜和血管膜。鞘膜是腹膜的延展，分为壁层鞘膜和脏层鞘膜两部分。鞘膜腔是腹膜鞘突在胚胎时随睾丸下降到阴囊后近端闭锁而形成的腔隙。正常情况下，壁层鞘膜包绕大部分脏层鞘膜，两层鞘膜间的鞘膜腔内含少量液体，有利于睾丸、附睾在阴囊内活动，起到缓冲的作用。鞘膜积液指鞘膜腔内积聚的液体过量。

白膜在睾丸后缘增厚形成睾丸纵隔，纵隔将睾丸分成 200～300 个锥体睾丸小叶，每个小叶包含 3～4 根曲细精管，每根长 30～70 cm、直径 150～250 mm，纵隔中的曲细精管结合组成睾丸网，曲细精管之间的疏松结缔组织称睾丸间质。睾丸网发出 15～20 条睾丸输出小管，最后汇合进入附睾。

2. 生殖管道

（1）附睾。附睾位于睾丸后方，由一条弯曲迂回的附睾管组成，一端与睾丸的 20 余条输出小管相连接，是精子从睾丸到输精管的通路。附睾分头、体和尾三部分。头在上，体居中，尾在下。其中头部与睾丸的输出小管相连，主要由输出小管组成。尾部移行于输精管。体部和尾部由附睾管组成。附睾的主要功能是促进精子发育和成熟，以及贮藏和运输精子。

（2）输精管和射精管。输精管左右各1条，是输送精子的肌性管道。它起自附睾尾，上行通过骨盆进入下腹部与精囊腺相接。输精管在阴囊、腹股沟管、盆腔上段与精索血管一同走行，在盆腔下段与精索血管分离而单独走行。成人输精管的管壁厚、腔小，并具有柔韧性。在精囊上方，输精管膨大成梭形，称为输精管壶腹，此段长3～4 cm，最宽处为0.7～1 cm。壶腹末端逐渐变细，与精囊的排泄管以锐角形式汇合后组成射精管，开口于尿道前列腺部。输精管的主要功能是输送精子，此外管内分泌的液体还供给精子营养。

射精管的主要功能则是射精。射精管管壁肌肉厚，能够发生强有力的收缩，利于精液的排出。同时，射精管位于尿道嵴位置上的开口小而狭窄，也是保证射精时具有一定压力的有利因素。

3. 附属性腺：男性附属性腺包括前列腺、精囊腺和尿道球腺。这些附属性腺和生殖管道的分泌物以及精子共同组成精液。健康男性每次射精射出2～5 mL精液，每毫升精液可含上亿个精子。

（1）前列腺：前列腺为男性附属性腺中最大的实质性器官，位于膀胱颈与尿生殖膈之间，形状似倒置的板栗，质韧。前列腺背面紧贴直肠前壁，也是直肠指检可触及的表面。前列腺背面上方两侧有精囊附着。前列腺有导管与尿道相通，环绕于尿道起始段。成年男性前列腺纵径约3 cm，横径约4 cm，前后径约2 cm。至青春期，前列腺在雄激素的刺激下分泌增强，分泌物为稀薄的乳白色液体，富含酸性磷酸酶和纤维蛋白溶酶，还有柠檬酸和锌等物质。老年时，雄激素分泌减少，腺体组织逐渐萎缩。

（2）精囊：精囊是一对前后略扁、盘曲的囊状器官。精囊黏膜向腔内突起形成高大的皱襞，皱襞又彼此融合，将囊腔分隔为许多彼此通连的小腔。精囊表面呈多囊泡状，长约为3～5 cm，宽约为1～2 cm。精囊液内含丰富的柠檬酸和果糖，它们是精液的重要组成部分，在射精后果糖是精子活动的主要能源。

（3）尿道球腺和尿道旁腺：尿道球腺开口于尿道球部，腺体分泌的黏液在射精前排出，以润滑尿道。尿道旁腺分布于前尿道，性交时分泌清亮黏液，由尿道口排出，起局部润滑作用。

（4）精索：精索是一对由睾丸到腹股沟管的圆索状结构，主要包括血管以及输精管等重要结构，内含提睾肌、输精管和睾丸附睾的血管、神经、淋巴管以及腹膜鞘突的残余等。精索的主要功能是将睾丸和附睾悬吊于阴囊之内，保护睾丸和附睾不受损伤，同时随着温度变化而收缩或松弛，使睾丸适应外在环境且不随意活动，保持精子产生的最佳条件。

（孙超）

第三节 女性生殖生理功能与调节

（一）女性性激素产生和生理功能

女性性激素主要包括卵巢产生的雌激素和孕激素，以及少量雄激素（多数雄激素来源于肾上腺皮质）。卵巢制造激素的原料是低密度脂蛋白胆固醇，所以体重的变化会影响卵巢制造激素。

雌激素的主要生理功能：雌激素对女性生殖系统的主要功能是促发育和促生长。如促进乳腺发育，促进子宫发育成熟和内膜的增生性变化，促卵泡发育，促进宫颈黏液分泌增加并稀薄化以利于精子穿透而入等。雌激素对全身的代谢也有广泛的影响，如改善脂肪代谢、糖代谢、骨代谢等。雌激素对女性情绪、睡眠和心理的影响也多数是有益的。

孕激素的主要生理功能：孕激素主要由卵巢排卵后的黄体产生。孕激素可使增生期子宫内膜转为分泌期，内膜增厚，腺体和血供增加，有利于孕卵着床和胚胎发育。孕激素可以松弛子宫肌，常用于保胎治疗。孕激素也能促进乳腺发育，主要作用于腺泡。孕激素与雌激素之间既有协同作用，也有拮抗作用。如在体内水盐平衡方面，雌激素促进水钠潴留，孕激素促进水钠排泄。所以如果发生排卵障碍，孕激素不足，常有经期头痛。

雄激素的主要生理功能：相对于男性，女性体内的雄激素水平不高，但其作用也非常重要。雄激素对于女性性发育的启动和青春期的生长至关重要，雄激素也是雌激素合成的前身物质。雄激素缺乏会影响女性的性毛发生。

（二）女性生殖生理的调控

女性生殖生理的特点是具有中心性和周期性。

1. 中心性

中枢-下丘脑-垂体-卵巢轴（KNDy-hypothalamic-pituitary-ovarian axis，KHPOA）调控女性发育、月经、性功能，并参与机体内环境调节。

2. 周期性

中枢KHPOA的神经内分泌活动周而复始变化，其调节的性腺和靶器官亦有周期性变化。以卵巢为例，伴随着卵泡生长成熟、排卵、黄体形成和萎缩，可观察到其体积和卵泡群的结构变化。卵巢功能周期性变化以雌、孕激素水平周期性波动为主线，进而引发性激素靶器官周期性变化，最突出的表现就是子宫内膜周期性的变化引发月经来潮和停止。

（1）子宫内膜周期性：子宫内膜的功能层在雌、孕激素影响下发生增生、分泌和脱落的周期性变化。这是月经发生的机制。

（2）阴道黏膜的周期性：雌激素作用使阴道上皮增厚，表层细胞角化，富含糖原。在乳酸杆菌作用下，阴道保持酸性环境（pH值为 4 ~ 5），有助于抑制致病菌。孕激素作用使得阴道表层细胞脱落，多为中层或角化前细胞。

（3）子宫颈黏液的周期性：雌激素使宫颈腺体分泌黏液量增加，黏液稀薄，拉丝度大，黏液涂片可见羊齿状、蕨类植物叶状结晶。孕激素使宫颈腺体分泌黏液量减少，质地黏稠，拉丝度差，黏液涂片可见排列成行的椭圆体。宫颈黏液的周期性变化可用于临床判断排卵，以指导避孕或同房争取受孕。

（4）乳房的周期性变化：雌激素和孕激素对乳腺有协同作用。某些女性在经前期有乳房肿胀和疼痛感，可能是乳腺管的扩张、充血以及乳房间质水肿所致。

（5）其他性器官的周期性变化：输卵管的周期性变化由雌孕激素调控，主要是输卵管发育和肌层的收缩，可影响受精卵的运行，甚至造成宫外孕。

3. 月经周期的调节

中枢、下丘脑、垂体与卵巢之间相互调节和影响，形成完整而协调的神经内分泌系统 KHPOA，这是月经调控的基础。卵巢性激素对 KHPOA 有反馈作用，孕激素以负反馈为主，雌激素低剂量时负反馈，高峰剂量时正反馈，协同孕激素时负反馈。这些调节和反馈机制调控着卵巢周期性排卵、性激素水平周期性波动、月经每月来潮。全身其他内分泌腺如甲状腺、肾上腺等对月经的影响也是通过 KHPOA 的作用而实现的。

（三）女性一生不同时期的生殖生理特点

1. 胎儿期（fetal period）

胎儿期是从卵子受精至出生，共 266 天。女性胚胎 8 ~ 10 周出现卵巢结构，副中肾管发育为女性生殖道。胚胎期卵巢内生殖细胞储备数约 500 万。

2. 新生儿期（neonatal period）

新生儿期是指出生后 4 周内。胎儿出生后，受母体来源的性激素影响，可出现乳房略隆、大阴唇肿胀、阴道有少许淡血分泌物的现象。内生殖器均在腹腔，阴道上皮薄，易患阴道炎。卵巢内生殖细胞储备数减为约 150 万。

3. 儿童期（childhood）

儿童期指 4 周至 12 岁。儿童早期下丘脑 GnRH 分泌处于抑制状态，性发育未开始，生

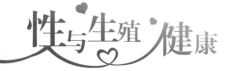

殖器幼稚型。儿童后期 8～10 岁后性腺轴抑制解除，垂体 Gn 开始分泌，卵巢少量卵泡发育，雌激素水平上升，性发育开始，女性性征出现，内生殖器降入盆腔。8 岁前性发育称为性早熟。

4. 青春期（adolescence，puberty）

青春期是儿童到成人的转变期，生殖器、内分泌、体格逐渐发育至成熟的阶段。WHO 定义青春期为 10～19 岁，经历乳房发育、肾上腺功能初现、性毛出现、全身发育生长加速、月经初潮。初潮后，月经开始多为无排卵性月经，周期不规律，经 2～8 年渐渐正常。月经规律后可稳定周期性排卵，具备生殖能力。

5. 性成熟期（sexual maturity）

18 岁起，约 30 年，又称生育期，是卵巢生殖机能与内分泌机能最旺盛的时期。卵巢周期性排卵（女性一生约排卵 400 个），分泌性激素维持女性性征，并对机体多系统多器官有生理作用。

女性性征包括第一和第二性征：① 第一性征：内外生殖器发育，外阴成人型，阴道变宽变长，子宫增大。② 第二性征早于第一性征出现：乳房发育渐丰满，阴毛、腋毛出现，骨盆为女性形态，音调高，体态丰腴。

6. 绝经过渡期（menopausal transition period）

旧称更年期，从开始出现绝经趋势（月经失调）直至最后一次月经。主要原因是卵巢内卵泡储备衰退，雌激素水平波动性降低，出现潮热潮汗、情绪波动、乏力、睡眠差、好忘事等绝经综合征表现。绝经激素治疗（MHT）可有效缓解绝经相关症状和防范绝经相关远期健康风险。

绝经（menopause）的定义是女性 40 岁以后 12 个月不来月经，为临床回顾性诊断。中国女性绝经年龄约 44～54 岁，平均 49.5 岁。

7. 绝经后期（postmenopause period）

绝经后直到生命终止。60 岁以后卵巢功能完全衰竭，进入老年期（senility）。生殖内分泌功能消退，生殖器官萎缩，第二性征不能维持。可出现绝经相关骨质疏松或骨折，心血管疾病发病率上升，老年认知能力下降等。

（任慕兰）

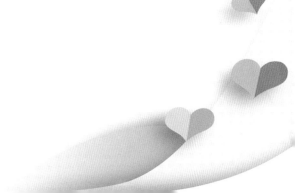

第四节 男性生殖生理功能与调节

（一）男性性激素产生和生理功能

男性的性腺器官睾丸具有内分泌功能，睾丸的间质细胞分泌雄激素，支持细胞分泌抑制素。睾丸的内分泌功能经常受到下丘脑－垂体的调控，而睾丸分泌的激素又对下丘脑－垂体进行反馈调节。此外，睾丸还存在复杂的局部调节机制，也发挥重要的作用。

1. 雄激素

睾酮（T）是男性体内分泌量最多、生理作用最重要的雄激素，它由睾丸的间质细胞合成与分泌。男性体内还有少部分雄激素来源于肾上腺，主要为睾酮前体，如脱氢表雄酮。血液中只有 1%～3% 睾酮是游离存在的，约有 68% 睾酮与血浆白蛋白结合。具有生理功能的雄激素主要是未结合的游离雄激素。

睾酮对胚胎期男性胎儿的性别分化、青春期男性性器官的发育、精子的发生与成熟、男性第二性征发育、性欲与性功能的维持均发挥重要作用。睾酮缺乏会导致男性发育异常、第二性征发育不全、性欲低下、勃起功能障碍，还会影响精子发生，导致男性不育症。

睾酮对非生殖系统也有着重要作用，它贯穿于男性从胚胎发育到衰老的全部生理活动中。

（1）中枢神经系统：多个脑区均有受体与睾酮结合，影响脑功能。睾酮参与胎儿和新生儿神经环路形成。在人衰老过程中，睾酮可影响大脑认知功能的调控。睾酮水平还与语言记忆和情绪控制能力呈正相关，生物活性睾酮水平低下者易患抑郁症。

（2）心血管系统：近年来许多研究显示血清睾酮水平与动脉粥样硬化及冠心病呈负相关。性腺功能低下常与代谢综合征相关联，往往伴有血糖、血脂、体重指数、总脂肪比例和空腹胰岛素抵抗指数升高。

（3）骨骼系统：睾酮可以促进长骨增长、软骨细胞成熟和骨化、骨膜骨形成、骨钙沉积，对骨骼的生长发育有重要作用。

（4）肌肉：睾酮能够促进和维持男性的肌肉量并控制体内脂肪量。

（5）血液系统：睾酮可以增加红细胞数量、比容及血红蛋白含量。睾酮可以直接刺激骨髓，增加血红蛋白酶的活性，还可以促进肾脏分泌促红细胞生成素，促进红细胞的增殖、成熟、释放，同时调节血红蛋白的合成速率。

（6）肝脏：肝脏合成和分泌的多种血清蛋白受睾酮的调控。

（7）皮肤：睾酮可刺激胡须、腋毛、阴毛生长，对神经组织也有直接调节作用。雄

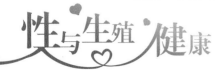

激素过多可引起油脂分泌增加、痤疮甚至头顶部脱发。

（8）体重：男性肥胖者进行体重干预后，睾酮水平会有所上升。雄激素受体及其介导的靶基因转录在抵抗肥胖、抑制机体产生胰岛素抵抗中发挥重要作用。

（9）青春期生长：青春期身高突增是因为睾酮具有一定的促生长作用，更重要的是它能刺激生长激素分泌，具有与生长激素协同和叠加的促生长效应。

（10）免疫功能：睾酮可影响胸腺素合成，促进免疫球蛋白代谢和活性，增加机体对外毒素和内毒素的耐受能力，增强血清的杀菌能力，并有类似糖皮质激素的抗炎作用。

2. 抑制素

抑制素是睾丸支持细胞分泌的糖蛋白激素，对腺垂体 FSH 的分泌有很强的抑制作用，而对 LH 的分泌却无明显影响。在性腺中还存在与抑制素结构近似的物质，是由抑制素的两个 β 亚单位组成的二聚体，称为激活素。激活素的作用与抑制素相反，可促进 FSH 的分泌。

（二）男性生殖内分泌的调控

1. 下丘脑－垂体对睾丸激素的调节

下丘脑通过释放 GnRH，调控腺垂体 LH 和 FSH 的分泌，进而调控睾丸的功能。腺垂体分泌的 LH 促进间质细胞合成与分泌睾酮。

腺垂体分泌的 LH 与 FSH 对生精过程都有调节作用，FSH 对生精过程有启动作用，LH 通过促进间质细胞分泌睾酮来维持生精效应。

2. 睾丸激素对下丘脑－垂体的反馈调节

间质细胞分泌睾酮，在血中达到一定浓度后，便可作用于下丘脑和垂体，抑制 GnRH 和 LH 的分泌。FSH 促进支持细胞分泌抑制素，而抑制素对垂体 FSH 的分泌有负反馈调节作用，抑制间质细胞睾酮的合成。另外，睾丸可产生多种肽类，如 GnRH、胰岛素样生长因子、转化生长因子及白细胞介素等，它们可能以旁分泌或自分泌的方式调节睾丸的功能。

3. 其他内分泌腺对生殖内分泌影响

肾上腺：部分肾上腺肿瘤可导致雄激素或雌激素过多，引起生殖内分泌紊乱。库欣综合征患者糖皮质激素过多，过多的糖皮质激素能抑制 LH 的分泌，导致精子发生、成熟障碍。

甲状腺：甲状腺功能异常主要通过垂体影响生精，甲亢或甲减可改变下丘脑激素的分泌和雌、雄激素的比值，影响精子的发生与成熟。

（三）男性生命周期中的生殖内分泌变化

1. 胎儿期

男性的染色体核型为（46，XY）。男性化是由 Y 染色体上的 *SRY* 基因决定。人胚胎第

7周，初级性索增殖并与表面上皮分离，分化为细长弯曲的袢状生精小管，其末端相互连接形成睾丸网。第8周时，分化出睾丸间质细胞，并分泌雄激素。在第3个月时，睾丸已位于盆腔，于第7～8个月时抵达阴囊。在雄激素的作用下，外生殖器向男性发育，妊娠第10周时可分辨外生殖器性别。

2. 儿童期及青春期

在男性儿童期，性发育未开始。进入青春期后，男性生殖器和第二性征逐步发育成熟。男性性发育可分为五个阶段。第一阶段：10岁以前，睾丸容积仅有1～3 mL，第二性征不明显。第二阶段：10～11岁，第二性征开始出现，表现为睾丸和阴囊增大。第三阶段：12～13岁，阴茎开始发育，增长变粗；阴毛由少到多，黑而卷曲；颈部喉结开始突出，说话声音变大变粗。第四阶段：14～15岁，阴茎和阴囊进一步增大，阴囊颜色加深，阴茎头充分发育，阴部毛发呈菱形或盾形分布；开始长出腋毛和胡须。第五阶段：16～17岁，外生殖器形状和大小近似成年型，接近性成熟。

首次遗精一般发生于12～18岁，多数发生在夏季，初期精液以前列腺液为主，有活力的成熟精子不多。约半数以上的男孩会有乳房一过性发育，通常开始于一侧，乳晕下出现小硬块，有轻度隆起和触痛感，一般半年左右消退。

3. 青壮年期

此阶段是男性生殖机能与内分泌机能最旺盛的时期。男子气概明显，胡须旺盛，体格健壮，肌肉坚实，精力充沛，阴茎增粗增大为成人型。对我国成年男性而言，阴茎在静息状态下平均长度大约是5～6 cm，勃起长度是9～14 cm。成人每个睾丸平均容积为15～25 mL，每日分泌4～9 mg睾酮。成人每克睾丸组织在24 h内生成的精子数目有300万～700万。

4. 男性更年期及老年期

男性在50岁以后出现体能下降、容易疲劳、记忆力减退、注意力不集中、烦躁不安、抑郁、潮热、阵汗和性功能减退等症状，此种综合征被称为男性更年期综合征。男性更年期综合征是雄激素缺乏所引起的一系列临床和生物化学变化。其特征为具有典型的临床症状和体征，同时血清睾酮水平低下，此种状态会影响多种器官与系统的功能和患者的生活质量。进入老年期后，男性生殖内分泌功能减退，睾丸萎缩，雄激素水平进一步下降。

（任慕兰　孙超）

参考文献

[1] 谢幸，孔北华，段涛. 妇产科学 [M].9版. 北京：人民卫生出版社　2018

[2] 李力，乔杰. 实用生殖医学 [M]. 北京：人民卫生出版社，2012.

[3] 郭应禄，辛钟成，金杰. 男性生殖医学 [M].2版. 北京：北京大学医学出版社，2016.

[4] WEIN A J，KAVOUSSI L R，PARTIN A W. 坎贝尔沃尔什泌尿外科学男科学与性医学 [M].11版.夏术阶，纪志刚，主译. 郑州：河南科学技术出版社，2020.

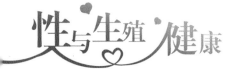

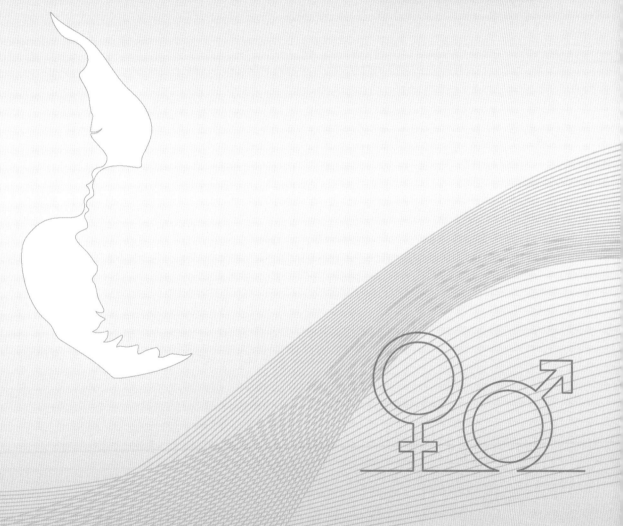

第5章

女性常见疾病

第一节　概　述

女性常见病，一般是指女性生殖系统常见的疾病，通常被称为妇科疾病。妇科疾病威胁着女性的健康，严重干扰女性的工作和生活，并对家庭和谐及社会稳定造成了不同程度的影响。在女性的一生当中，从新生儿期、儿童期、青春期、性成熟期至绝经期，各个生理阶段均有可能会遇到来源女性生殖系统疾病的困扰。妇科疾病如没有及时发现和治疗，会导致病程迁延、反复发作，很可能造成不良的预后。因此，开展女性常见病的普查普治和社会健康教育，尤其是在年轻女性中普及生殖健康知识是非常重要的。

妇科疾病可以分为外生殖系统来源的疾病和内生殖系统来源的疾病两类。外生殖系统疾病是指外阴的疾病，如前庭大腺的疾病等。内生殖系统疾病包括来源于阴道、子宫、输卵管、卵巢的所有疾病。另外还有全身疾病所引起的生殖系统局部表现，比如全身凝血功能的异常，可能会导致子宫异常出血。

妇科疾病按照病因分类有以下几类：

（1）感染性疾病：按感染来源分类，有可能是外源性的，也有可能是内源性的，按照感染发生的部位可分为外阴阴道炎症、宫颈炎症、盆腔炎性疾病三类。

（2）生殖内分泌疾病：一般指女性体内调控月经的生殖内分泌发生异常所导致的疾病，主要表现为月经异常、不孕等。

（3）生殖道肿瘤或特殊疾病：比较常见的有子宫平滑肌瘤、卵巢囊肿、子宫内膜异位症等。

本章将分别介绍妇科疾病常见症状、女性生殖道感染性疾病以及月经相关疾病。

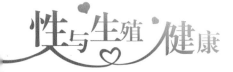

第二节 女性生殖道的防御功能

女性生殖道感染性疾病发病率非常高，每年的就诊人次约占我国妇科门诊就诊人次的一半左右。每年有至少 2 亿人次的女性患生殖道感染性疾病，其中一半左右为复发患者，由此产生的医疗费用高达 200 多亿元。那为什么女性生殖道感染发病率如此之高以致带给很多女性困扰？因为女性生殖道的一些生理性不利因素使其容易罹患感染性疾病。

女性生殖道致病的不利因素：① 外阴阴道与尿道、肛门毗邻，易受污染；② 局部潮湿；③ 生育期女性性行为活跃；④ 外阴阴道是分娩、宫腔操作的通道，容易受到损伤及外界病原体的感染；⑤ 子宫颈管上皮为单层柱状上皮，抗感染能力较差；⑥ 体内环境变化可破坏阴道微生态状态，导致局部抵抗力下降。

因为女性生殖系统有这么多罹患感染的不利因素，所以女性的身体也构筑了一套自身防御体系。女性生殖系统的防御体系由生理解剖结构、阴道微生态、生化以及黏膜免疫共同构成。

一、生殖道解剖结构特点

1. 两侧大阴唇自然合拢，遮掩阴道口、尿道口，可以起到物理屏障的防御作用。

2. 由于盆底肌的作用，阴道口闭合，阴道前后壁紧贴，可防止外界污染。

3. 子宫颈内口紧闭，子宫颈管黏膜被分泌黏液的单层高柱状上皮所覆盖，黏膜形成皱褶、嵴突或陷窝，从而增加黏膜表面积；子宫颈管分泌大量黏液形成胶冻状黏液栓，也形成上生殖道感染的机械屏障。

4. 生育期妇女子宫内膜周期性剥脱，也是消除宫腔感染的有利条件。

5. 输卵管黏膜上皮细胞的纤毛向宫腔方向摆动以及输卵管的蠕动，均有利于阻止病原体侵入。

二、阴道微生态

正常阴道内有多种微生物存在，这些微生物与阴道环境之间相互依赖和制约，达到动态的生态平衡。阴道微生物群、宿主的内分泌系统、阴道解剖结构及阴道局部免疫系统共同组成了阴道微生态系统。

1. 阴道微生物群：种类繁多，其中乳杆菌是微生物群中的优势菌，对维持阴道微生态起至关重要的作用。乳杆菌可以产生乳酸、过氧化氢、细菌素及其他抗微生物因子，抑制或杀灭致病性微生物，同时发挥竞争抑制作用阻止其他微生物黏附于阴道上皮细胞。

2. 雌激素可使阴道鳞状上皮增厚，并使细胞糖原含量增加，后者可在乳杆菌的作用下转化为乳酸，维持阴道正常的酸性环境（pH 值 ≤ 4.5，多在 3.8 ～ 4.4 间）。此外，雌激素还可维持阴道黏膜免疫功能，尤其是 T 细胞功能。

3. 阴道复层鳞状上皮在雌激素的影响下增厚，发挥黏膜屏障作用；同时为乳杆菌提供糖原以维持阴道酸性环境。

4. 阴道黏膜的免疫细胞及其分泌的细胞因子还可发挥免疫调节作用。阴道分泌物包含多种免疫调节分子，在防御阴道感染中起主要作用。

阴道微生态长期处于异常状态，对致病性微生物抵抗力降低，是阴道感染反复发作或继发新感染的重要原因。将阴道感染治疗目标由对症治疗转变为恢复阴道微生态平衡，由单纯的杀灭病原菌转变为抗病原微生物—修复黏膜—恢复乳杆菌的治疗模式，可实现阴道感染的精准诊断及治疗，降低阴道感染反复发作的概率。

三、女性生殖道其他防御功能

宫颈黏液栓内含乳铁蛋白、溶菌酶，可抑制病原体侵入子宫内膜。子宫内膜与输卵管分泌液都含有乳铁蛋白、溶菌酶，清除偶尔进入宫腔及输卵管的病原体。生殖道黏膜如阴道黏膜、子宫颈和子宫聚集有不同数量的淋巴细胞，包括 T 细胞、B 细胞。此外，中性粒细胞、巨噬细胞、补体以及一些细胞因子均在局部有重要的免疫功能，发挥抗感染作用。

当自然防御功能遭到破坏，或机体免疫功能降低、内分泌发生变化或外源性病原体侵入，均可导致生殖道感染性疾病的发生。

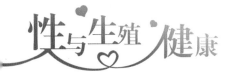

第三节　女性生殖道感染性疾病

按发生部位可分为外阴阴道炎症、宫颈炎症、盆腔炎性疾病三类。

一、外阴阴道炎症

比较常见的有前庭大腺炎症、阴道毛滴虫病、外阴阴道假丝酵母菌病、细菌性阴道病。

1. 前庭大腺炎症

【病因】前庭大腺腺管口闭塞，可形成前庭大腺囊肿，若伴有感染，可形成脓肿。前庭大腺炎症由病原体侵入前庭大腺所致，生育期妇女多见，幼女及绝经后期妇女少见。

【表现】前庭大腺炎起病急，多为一侧。初起时局部产生肿胀、疼痛、灼热感，检查见局部皮肤红肿、压痛明显。若感染加重，脓肿形成并快速增大，患者疼痛剧烈，行走不便，可能出现发热等全身症状。当脓肿内压力增大时，脓肿可自行破溃。若破孔小，引流不畅，则炎症持续存在并反复发作。

前庭大腺腺管开口堵塞但不伴感染，形成前庭大腺囊肿。检查可触及阴道口无痛性囊性肿物，多呈圆形，边界清。

【诊断】根据特征性的临床表现，诊断一般不难。

【治疗】选择抗生素抗感染治疗，或可局部坐浴。前庭大腺脓肿需尽早切开引流。无症状的前庭大腺囊肿可随访观察，囊肿较大或反复发作者可行造口术。

2. 阴道毛滴虫病

【病因】阴道毛滴虫病由阴道毛滴虫感染所致，传统上被称为滴虫阴道炎，是最常见的性传播疾病。阴道毛滴虫可隐藏在腺体、尿道、阴道皱襞、膀胱、输卵管中，可同时感染生殖道及泌尿道，引起尿道炎或膀胱炎。

【表现】有症状者，可表现为阴道分泌物增多伴异味，分泌物呈黄绿色，伴有外阴瘙痒、灼热感等刺激症状，并可出现性交困难、排尿困难、尿频、下腹痛等。

【诊断】显微镜检查阴道分泌物悬液见到活动的阴道毛滴虫，还可以行核酸扩增试验、阴道毛滴虫培养、阴道毛滴虫抗原检测。推荐对患者及其性伴侣同时检查其他性传播疾病。

【治疗】毛滴虫阴道炎患者可存在多部位毛滴虫感染，治愈此病需全身用药，并避免阴道冲洗。主要治疗药物为硝基咪唑类药物。性伴侣应同时治疗。

由于毛滴虫阴道炎患者再感染率很高，最初感染 3 个月内需要追踪、复查。密切接触的用品如内裤、毛巾等建议高温消毒。

3. 外阴阴道假丝酵母菌病

【病因】外阴阴道假丝酵菌病（VVC）曾称念珠菌性阴道炎、霉菌性阴道炎，通常由白假丝酵母菌引起（80%～90%），但偶尔也可由其他假丝酵母菌引起（10%～20%）。约75% 的女性一生中至少会发生一次 VVC，40%～45% 的女性会发生两次及以上 VVC。

假丝酵母菌作为机会致病菌，除阴道外，也可寄生于人的口腔、肠道。这 3 个部位的假丝酵母菌可互相传染，所以主要为内源性传染。10%～20% 非孕妇及 30% 孕妇阴道中可能有假丝酵母菌寄生，但菌量极少，并不引起炎症反应；在宿主全身及阴道局部细胞免疫能力下降时，假丝酵母菌大量繁殖生长，侵袭组织，引起炎症反应。发病的常见诱因有长期应用广谱抗生素、妊娠、糖尿病、大量应用免疫抑制剂以及大量雌激素治疗等。

【表现】主要表现为外阴瘙痒、灼痛，阴道分泌物增多，呈白色稠厚凝乳状或豆腐渣样，还可伴有尿痛以及性交痛。

【诊断】有阴道炎症症状或体征，在阴道分泌物中找到假丝酵母菌的芽生孢子或假菌丝即可确诊。难治性 VVC 病例可采用培养法，同时行药敏试验。

【治疗】

① 消除诱因：避免滥用广谱抗生素等药物，积极治疗糖尿病。患者应勤换内裤，用过的毛巾等生活用品用开水烫洗。

② 单纯性 VVC：短程外用制剂可有效治疗。唑类药物治疗可使 80%～90% 的患者得到症状缓解和培养阴性。如治疗后症状持续或复发，应复诊。

③ 复杂性 VVC：根据培养及药敏试验选用药物，采用强化＋巩固治疗的方案。

4. 细菌性阴道病

【病因】细菌性阴道病（BV）为阴道内正常菌群失调所致的一种混合感染，是育龄期女性最常见的下生殖道疾病，也是阴道炎最常见的原因。病原体主要有加德纳菌，还有其他厌氧菌，如动弯杆菌、普雷沃菌、紫单胞菌、类杆菌、消化链球菌以及人型支原体等。

【表现】有症状者为阴道分泌物增多，呈灰白、均质、稀薄状，伴有鱼腥臭味；可伴有轻度外阴瘙痒或烧灼感，性交后症状加重。

【诊断】Amsel 标准为 BV 诊断的临床金标准，详见表 5-3-1。不推荐细菌培养作为 BV 的诊断方法。

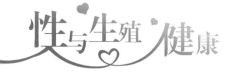

表 5-3-1　BV 的 Amsel 标准

1. 线索细胞阳性：细菌性阴道病时线索细胞需多于 20%
2. 匀质、稀薄、灰白色阴道分泌物，常黏附于阴道壁
3. 阴道分泌物 pH 值 > 4.5
4. 胺试验阳性
上述 4 项中有 3 项阳性，多数认为 1 为必备条件

【治疗】选择抗厌氧菌药物，主要有甲硝唑、替硝唑、克林霉素，可选择全身用药或阴道局部用药。性伴侣无须常规治疗。复发性 BV 的治疗分为强化治疗和巩固治疗两个阶段。

二、宫颈炎症

1. 急性子宫颈炎

【病因】子宫颈发生急性炎症，可见局部充血、水肿，上皮变性、坏死，可由多种病原体引起。淋病奈瑟球菌及沙眼衣原体是引发急性子宫颈炎最常见的原因，其他病原体还有阴道毛滴虫、生殖器疱疹病毒、细菌性阴道病病原体、生殖道支原体感染等。

【表现】部分患者无症状；有症状者主要表现为阴道分泌物增多，呈黏液脓性；伴外阴瘙痒及灼热感；腰酸及下腹部坠痛；或有尿频、尿急、尿痛。

【诊断】具备一个或两个以下主要特征性体征。

① 在子宫颈管或子宫颈管拭子标本上可见脓性或黏液脓性渗出液；

② 棉签轻轻通过宫颈口后容易引起子宫颈管持续性出血。

行宫颈和阴道分泌物检查、沙眼衣原体和淋病奈瑟球菌的病原体检测。

【治疗】在无法确保随访或者无法进行病原体检测的情况下，应为风险增加（例如，年龄 < 25 岁，有新的性伴侣，有多个性伴侣或性伴侣有性传播疾病）的女性提供针对沙眼衣原体和淋病奈瑟球菌的假定治疗。治疗推荐首选多西环素，阿奇霉素则作为替代方案。

如果检测到滴虫病和细菌性阴道病，则应进行治疗。

为了尽量减少传播和再感染，嘱患者在接受治疗期间和症状消失之前避免性交。对接受治疗的妇女进行随访，以确定宫颈炎是否已经治愈。

2. 慢性子宫颈炎

慢性子宫颈炎可由急性子宫颈炎症迁延而来，也可以为病原体持续感染所致，病原体与急性子宫颈炎相似。少数患者持续或反复发作阴道分泌物增多，分泌物呈淡黄色或脓性，性交后出血或月经间期出血。经检查可能有子宫颈息肉或子宫颈肥大。应注意将本病与子宫颈的其他疾病进行鉴别，比如子宫颈上皮内病变、子宫颈腺囊肿、子宫恶性肿瘤。子宫颈呈糜烂样改变、有接触性出血且反复药物治疗无效者，可试行物理治疗。治疗前应常规行子宫颈癌筛查，排除生殖道急性感染，选在月经干净后 3 ~ 7 d 内进行治疗。

三、盆腔炎性疾病（PID）

盆腔炎性疾病是指一系列女性上生殖道炎性疾病，主要包括子宫内膜炎、输卵管炎、输卵管卵巢脓肿、盆腔腹膜炎及其任意组合。炎症可局限于一个部位，也可同时累及几个部位，以输卵管炎、输卵管卵巢炎最常见。盆腔炎性疾病可导致不孕、输卵管妊娠、慢性盆腔痛，如反复发作则发展为盆腔炎性疾病后遗症。

1. 盆腔炎性疾病急性发作

【病因】PID 虽然不是性传播疾病，但是却与许多性传播疾病密切相关。外源性病原体主要为性传播疾病病原体，如淋病奈瑟球菌及沙眼衣原体等；内源性病原体来自寄居于阴道内的微生物，包括需氧菌及厌氧菌。两种来源的病原体通常混合感染。

高危因素：年龄 15 ~ 25 岁，性活跃（初次性交年龄小，有多个性伴侣，性交过频，性伴侣有性传播疾病），下生殖道感染，子宫腔内手术操作后感染，性卫生不良，邻近器官炎症直接蔓延，盆腔炎性疾病再次急性发作。

【表现】临床表现因炎症轻重、范围大小、感染的病原体不同而有差异。

轻者：无症状或症状轻微，常见症状为下腹痛、发热、阴道分泌物增多。

重者：可有寒战、高热、头痛等全身炎症表现，也可有腹胀、恶心、呕吐等消化系统症状，下腹部疼痛，阴道分泌物增多，有臭味。

【诊断】PID 的表现差异较大，无独立诊断标准。PID 临床诊断阈值详见表 5-3-2。

【治疗】一旦做出 PID 的诊断，就应立即开始治疗，因为长期后遗症的预防取决于及早使用抗菌药物。PID 治疗方案应提供针对可能病原体的经验性和广谱覆盖的抗生素，如治疗后 72 h 内没有出现改善，则建议住院、评估抗菌方案和额外的诊断，包括考虑诊断性腹腔镜检查。

为尽量减少疾病传播的机会，应指导女性在治疗完成、症状消失且性伴侣得到治疗之前避免性交。所有被诊断为 PID 的女性都应接受淋病、衣原体、HIV 和梅毒的检测。

2. 盆腔炎性疾病后遗症

【病因】盆腔炎性疾病未得到及时诊断或治疗。

【表现】① 不孕。PID 后不孕发生率为 20% ~ 30%。

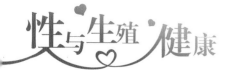

表 5-3-2　盆腔炎性疾病诊断标准

最低标准 （符合一个即可）	附加标准	特异性标准
子宫颈举痛	体温（口表）超过 38.3℃ 子宫颈异常黏液脓性分泌物或脆性增加	子宫内膜活检组织学证实子宫内膜炎
子宫压痛	阴道分泌物 0.9% 氯化钠溶液涂片见到大量白细胞	阴道超声或核磁共振检查显示输卵管增粗、积液，伴或不伴有盆腔积液、输卵管卵巢肿块
	红细胞沉降率升高	
附件区压痛	血 C 反应蛋白升高	腹腔镜检查发现输卵管充血、水肿，伞端或浆膜层有脓性渗出物
	实验室证实子宫颈淋病奈瑟球菌或衣原体阳性	

② 异位妊娠。PID 后异位妊娠发生率是正常妇女的 8 ～ 10 倍。

③ 慢性盆腔痛。炎症形成的粘连、瘢痕以及盆腔充血常引起下腹部坠胀、疼痛及腰骶部酸痛。

④ 盆腔炎性疾病反复发作。约 25% 盆腔炎性疾病将再次发作。

【诊断】根据典型的既往 PID 病史、体检和影像学检查即可诊断。

【治疗】不孕患者多需要辅助生殖技术协助受孕；慢性盆腔炎需对症处理或给予中成药（如妇科千金片 / 胶囊）进行治疗；盆腔炎性疾病反复发作，抗生素药物治疗的基础上可根据具体情况选择手术治疗；输卵管积水者需行手术治疗。

四、女性生殖道感染性疾病的预防

1. 注意性生活卫生，减少性传播疾病。对沙眼衣原体感染高危（例如，年龄＜ 25 岁，有新的性伴侣，有多个性伴侣，性伴侣有性传播疾病，社会地位低）妇女进行筛查和治疗可降低盆腔炎性疾病的发生率。

2. 及时治疗下生殖道感染。虽然细菌性阴道病与盆腔炎性疾病相关，但检测和治疗细菌性阴道病能否降低盆腔炎性疾病发生率，至今尚不清楚。

3. 进行公共卫生教育，提高公众对生殖道感染的认识及对预防感染重要性的认识。

4. 严格掌握妇科手术指征，做好术前准备，术时注意无菌操作，预防感染。

5. 及时治疗盆腔炎性疾病，防止后遗症发生。

第四节　月经相关疾病

从青春期开始至绝经期，女性生殖内分泌功能异常或性激素靶器官异常均可导致生殖内分泌疾病，主要表现为月经异常、不孕等。

一、痛　经

【定义】痛经是指经期或经期前后发生程度不等的下腹疼痛、坠胀，或伴腰酸或其他不适。

【分类及病因】

① 原发性痛经：占痛经的 90% 以上，是生殖器官无器质性病变的痛经。发病可能与子宫因素、内分泌因素、神经与神经递质因素、钙离子超载与镁离子不足、精神因素等有关。研究显示年龄、吸烟、频繁的生活变化、紧张的人际关系、焦虑抑郁情绪等均为痛经的风险因素。

② 继发性痛经：盆腔器质性疾病引起的痛经。发病与诊断明确的疾病相关，常见的原因有子宫内膜异位症、子宫腺肌病、盆腔炎性疾病与宫内节育器的使用等。

【表现】原发性痛经多在初潮后 6 ~ 12 个月开始发病，疼痛可于经前 1 ~ 2 d 开始，为阵发性绞痛、胀痛或坠痛，通常位于下腹耻骨联合上，可放射到腰骶部、股内侧及阴道和肛门。可伴有恶心、呕吐、腹泻及膀胱直肠刺激症状。继发性痛经症状与原发性痛经相似。

【诊断】初始评估包括用药史、月经史、家族史、社会心理情况和妇科查体，判断为原发性痛经抑或继发性痛经。有以下情况时应考虑继发性痛经：痛经进行性加重，伴有异常子宫出血，月经中期或非周期性疼痛，不孕，或者性交疼痛。

【治疗】经评估考虑为原发性痛经，在开始试验性治疗。除药物治疗外，其他潜在的辅助治疗也是减轻痛经的方法，包括运动、经皮神经电刺激、针灸、生物反馈、脱敏、催眠疗法、放松训练、局部热疗、膳食补充剂等。

如治疗 3 ~ 6 个月痛经症状无改善，应考虑继发性痛经和治疗依从性问题。确认治疗依从性良好但治疗效果不佳时，可尝试加用性激素治疗。

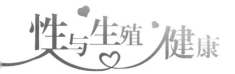

二、闭 经

闭经是指无月经或月经非生理性停止。

【分类及病因】根据既往有无月经来潮，分为原发性闭经和继发性闭经两类。

① 原发性闭经：年龄超过 14 岁尚无第二性征发育者，或年龄超过 16 岁、第二性征已发育、月经还未来潮者。多为遗传原因或先天发育缺陷引起，约 30% 伴有生殖道发育异常，如真两性畸形、生殖道闭锁、性腺发育不全、特纳综合征等。

② 继发性闭经：发生率远高于原发性闭经，病因也更复杂。控制月经的各环节（下丘脑、垂体、卵巢、子宫）中任一环节发生异常，均可能导致月经停止来潮。如紧张、焦虑等精神应激状况可导致下丘脑性闭经，产后出血引起垂体缺血坏死的希恩综合征会表现为垂体性闭经，卵巢功能早衰、多囊卵巢综合征等会引起卵巢性闭经，宫腔手术、感染等所导致的子宫内膜损伤、宫腔粘连会引起子宫性闭经。

【诊断】重点是寻找导致闭经的原因。原发性闭经应注意评估全身发育状况和第二性征发育情况，并行全身查体及妇科检查，必要时可行染色体检查。继发性闭经需首先排除妊娠，后可进一步行性激素测定、影像学检查等寻找病因。

【治疗】包括综合治疗和激素治疗。积极治疗全身疾病，缓解心理压力，健康饮食，规律运动，戒烟，增加社交和脑力活动。对青春期原发闭经者可给予小剂量雌激素促进性发育。对继发性闭经者应采取对因治疗，中枢性闭经和卵巢功能低下性闭经应尽早开始激素替代治疗（HRT）。对有生育要求的患者可行人工助孕。对器质病变且有指征者需行手术治疗。

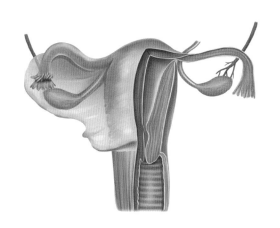

三、多囊卵巢综合征

多囊卵巢综合征是一种生殖功能障碍与糖代谢异常并存的内分泌紊乱综合征，其特征是持续性无排卵、雄激素过多、胰岛素抵抗、卵巢多囊卵泡征象。

【病因】病因不确切，发病可能与代谢功能异常、下丘脑－垂体－卵巢轴调节异常、肾上腺内分泌功能异常等有关。

【表现】① 月经异常：月经稀发，月经周期长达 35 d 至 6 个月；闭经；不规则子宫出血。② 不孕：因排卵障碍而不孕。③ 多毛、痤疮：是高雄激素血症的最常见表现。④ 肥胖：与胰岛素抵抗、高雄激素血症等有关。⑤ 黑棘皮病：阴唇、颈背部、腋下、乳房下和腹股沟等处皮肤皱褶部位出现灰褐色色素沉着，与胰岛素抵抗有关。

【诊断】多囊卵巢综合征的诊断是排除性诊断，国际上制定过多个标准，下面仅介绍我国对多囊卵巢综合征的诊断标准：① 月经稀发（排除其他因素）；② 高雄临床表现或高雄激素血症（排除其他因素）；③ 超声卵巢多囊样改变。上述第①项必备，第②③项中符合一项，即可诊断多囊卵巢综合征。

【治疗】① 心理调节：缓解抑郁焦虑情绪，调整心态，正确面对身体形象，纠正进食障碍和饮食紊乱。② 生活方式干预：进行饮食、运动干预，科学控制体重，避免肥胖或超重。③ 无生育需求者调整月经周期，保护子宫内膜，预防心脑血管疾病。④ 有生育要求者按照不孕症综合治疗策略，促进生育。

四、异常子宫出血

正常月经需满足下面四个基本要素。① 周期频率：正常 21 ～ 35 d。② 周期规律性：每次月经间隔基本相同。③ 经期长度：持续 2 ～ 7 d。④ 经期出血量：正常为 20 ～ 60 mL。不符合正常月经的四个基本要素中的任何一项就称为异常子宫出血。

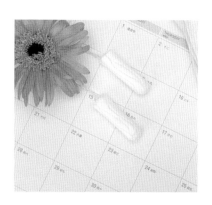

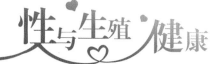

表 5-4-1 月经与异常子宫出血术语

月经评价指标	术语	范围
周期频率	月经频发	< 21 d
	月经稀发	> 35 d
周期规律性（近1年周期之间的变化）	规律月经	< 7 d
	不规律月经	频率差异 ≥ 7 d
	闭经	≥ 6 个月无月经
经期长度	经期延长	> 7 d
	经期过短	< 3 d
月经量	月经过多	患者自觉多，大致 > 80 mL/ 次
	月经过少	患者自觉少，曾定义 < 5 mL/ 次

【病因】根据导致子宫出血的病因，异常子宫出血可分为九个类型，这九个类型可以归为两类。① 结构性改变病因：子宫内膜息肉、子宫腺肌病、子宫平滑肌瘤、子宫内膜恶变和不典型增生。② 无结构性改变病因：全身凝血相关疾病、排卵障碍、子宫内膜局部异常、医源性因素、瘢痕憩室等未分类的病因。

【表现】异常子宫出血表现多样。可对照表 5-4-1 分析之。

【诊断】诊断的重点是寻找异常子宫出血的病因。首先排除妊娠，后评估出血状态如有无贫血，而后行影像学检查、性激素激素测定等，明确出血原因。

【治疗】有结构性变化的异常子宫出血，应针对病变进行手术治疗，如子宫内膜息肉、子宫腺肌病、子宫平滑肌瘤、子宫内膜恶变均需通过手术治疗。有全身凝血功能异常的异常子宫出血，需治疗原发疾病。无排卵性的异常子宫出血，治疗原则是止血、调整周期、恢复排卵；绝经过渡期出血，治疗原则是止血、调整周期、减少经量，防止子宫内膜病变。

（史悦华）

参考文献

[1] 谢幸，孔北华，段涛．妇产科学[M].9版．北京：人民卫生出版社，2018.

[2] 中华医学会妇产科学分会感染性疾病协作组．阴道微生态评价的临床应用专家共识[J]．中华妇产科杂志，2016，10（51）：721-723.

[3] 中华医学会妇产科学分会感染性疾病协作组．阴道毛滴虫病诊治指南（2021修订版）[J]．中华妇产科杂志，2021，56（1）：7-10.

[4] 中华医学会妇产科分会感染协作组．外阴阴道假丝酵母菌病诊治规范修订稿[J]．中国实用妇科与产科杂志，2012，28（6）：401-402.

[5] WORKOWSKI K A, BERMAN S M. Centers for disease control and prevention sexually transmitted diseases treatment guideline[J]. MMWR Recomm Rep, 2021, 70（4）：91-94.

[6] 中华医学会妇产科学分会感染性疾病协作组．细菌性阴道病诊治指南（2021修订版）[J]．中华妇产科杂志，2021，1（56）：3-6.

[7] 中华医学会妇产科学分会感染性疾病协作组．盆腔炎症性疾病诊治规范（2019修订版）[J]．中华妇产科杂志，2019，54（7）：433-437.

[8] BURNETT M, LEMYRE M. SOGC Clinical Practice guideline: Primary dysmenorrhea consensus guideline（No.345）[J]. J Obstet gynaecol Can, 2017, 39（7）：585-595.

[9] 中华医学会妇产科学分会内分泌学组及指南专家组．多囊卵巢综合征中国诊疗指南[J]．中华妇产科杂志，2018，1（53）：2-6.

[10] 中华医学会妇产科学分会妇科内分泌学组．异常子宫出血诊断与治疗指南[J]．中华妇产科杂志，2014，49（11）：801-806.

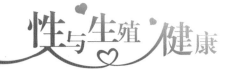

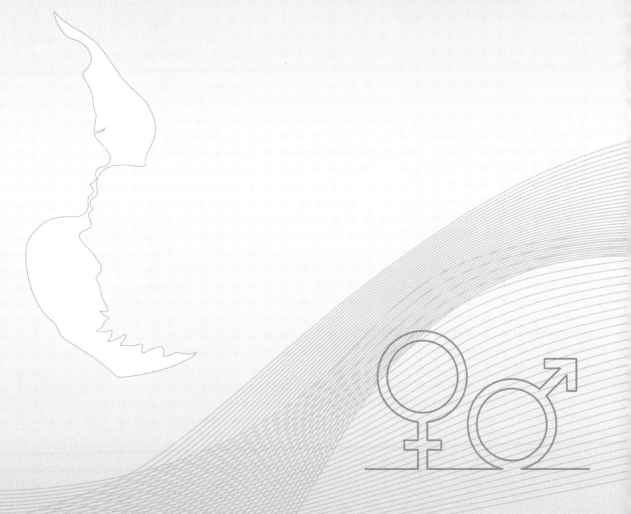

第6章

男性常见病的防治

第一节 儿童期"男"题

一、隐 睾

隐睾是常见的男性先天性泌尿生殖畸形之一，包含睾丸下降不全、睾丸异位和睾丸缺如。引起隐睾的确切原因尚不明确。有研究指出内分泌调节异常以及多基因缺失可能是主要原因。隐睾发病率呈逐年上升趋势，已经成为男性不育的重要原因之一。

隐睾的主要临床表现为单侧或者双侧的阴囊发育差，阴囊空虚。医生可以在体格检查中触及部分隐睾患者的睾丸，而另外少部分隐睾患者不能扪及睾丸。

隐睾的诊断，除却临床表现为阴囊空虚外，还可以通过辅助检查判断隐睾的类型。一般的影像学检查主要通过彩超初步诊断。对于影像学上未发现隐睾的部分患者，可以通过腹腔镜手术探查进行诊断以及治疗。

隐睾治疗的时机会影响到成年后的精子生成、激素分泌以及肿瘤发生。出生后睾丸自行下降可发生于6个月之内，6个月以后自睾丸自行下降的可能性减少，1岁时睾丸已无自行下降的可能性。

隐睾的治疗：

（1）隐睾的决定性治疗应该在出生后6～12个月完成，最晚在18个月内完成。

（2）对于回缩性睾丸，需长期随访。部分患儿睾丸可随着患儿生长下降至阴囊并固定。

（3）对于可扪及的睾丸，可行睾丸固定术；对于无法扪及的睾丸，则需手术探查明确有无睾丸，有睾丸则行睾丸固定术。

（4）隐睾患者在接受正规治疗后还需长期随访，内容包括生育能力和睾丸恶变两方面。

二、尿道下裂

尿道下裂主要表现为尿道开口不在阴茎头的正位，而是位于阴茎腹侧从正常尿道口至会阴部的任何一个位置。尿道下裂是最常见的先天性畸形，以男性多见。

尿道下裂确切的病因不明，遗传因素、母体胎盘功能不全、环境因素、内分泌因素等可能是尿道下裂的危险因素。

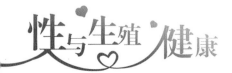

尿道下裂根据典型外观即可诊断。根据尿道口所处部位的不同，可将尿道下裂进行分类：① 远端前尿道下裂，尿道口位于龟头或阴茎远端，是最常见的尿道下裂。② 中段型尿道下裂，尿道口位于阴茎体。③ 近段后尿道下裂，尿道口位于阴茎阴囊交界处或会阴。轻度尿道下裂的患者阴茎发育良好，轻度弯曲，不合并其他畸形。反之则为重度尿道下裂。尿道下裂不仅影响男性排尿功能，也同时会对男童及青少年造成心理障碍，影响人格。

尿道下裂均需手术治疗，手术应该达到以下目的：① 阴茎下弯完全矫正。② 尿道口正位于阴茎头。③ 阴茎外观接近正常，能站立排尿，成年以后能够进行正常性生活。手术之后患儿还需接受长期随访直至青春期。

三、包皮过长与包茎

国内的一项青少年包皮过长和包茎流行病学调查发现：我国男性包皮过长的比例为67.79%，包茎的比例为 10.09%。

包皮过长在我国男性中非常常见，是指阴茎在非勃起状态下，包皮覆盖于整个阴茎头和尿道口，但包皮仍能上翻显露阴茎头；或阴茎勃起时，需要用手上翻包皮才能显露阴茎头。

包茎则是包皮口狭窄或包皮与阴茎头粘连，使得包皮不能上翻外露阴茎头。包茎分为生理性包茎与病理性包茎两类。生理性包茎是指新生儿的包皮与阴茎头之间存在生理性粘连或包皮狭窄环，导致阴茎头不能完全显露，也称原发性包茎或先天性包茎，至 3～4 岁随着阴茎生长发育和勃起，包皮自行向上退缩，在青春期前逐渐显露出阴茎头。病理性包茎是因创伤、炎症、感染或医源性损伤等导致包皮阴茎头病理性粘连或包皮口出现瘢痕性增生、挛缩，包皮弹性变差，包皮不能向上退缩显露阴茎头，也称继发性包茎。病理性包茎多需要外科处理。

包茎和包皮过长时，包皮腔内腺体分泌物及上皮脱落，积聚在包皮腔内，形成包皮垢，易被细菌、病毒、滴虫、真菌感染，引发包皮内板及阴茎头红肿、糜烂、溃疡及瘢痕形成，严重者可造成排尿困难和尿液反流，引起尿路感染。包茎和包皮过长也是性传播疾病的危险因素之一。包皮垢的慢性刺激和阴茎头包皮炎的反复发作是引起阴茎癌的重要因素。包茎可能影响小儿阴茎头甚至整个阴茎的发育。嵌顿性包茎需要及时处理，否则可能引起包皮和阴茎头溃烂，甚至广泛坏死。

1. 治疗原则

保持局部清洁卫生是基本治疗措施。儿童时期的先天性包茎，如果没有明显症状可以不用处理。有反复的包皮阴茎头炎、包皮口有纤维狭窄环、5 岁以后仍存在包皮口严重狭窄，不能显露阴茎头的患儿需要接受包皮环切术治疗。后天性包茎患者则需要接受包皮环切术。有明显包皮炎或者龟头炎的患者则需在炎症控制住之后再接受手术。

2. 包皮环切术类型

目前的包皮环切术有传统式式和器械辅助术式两种。传统术式存在手术时间长、术后外形不美观和术后并发症较多等问题。目前临床上较多采用器械辅助术式。器械辅助术式包括圣环包皮环切术和吻合器包皮环切术。器械辅助术式弥补了传统术式的部分不足，具有切缘更完整对称、手术时间更短、出血更少等优点。

新生儿父母应有意识地指导男孩从儿童时期就将包皮上翻进行清洗，包茎者适时行包皮环切手术。

四、隐匿性阴茎

隐匿性阴茎是指正常发育的阴茎被隐藏在耻骨前脂肪垫下，外观看似阴茎短小的一类疾病。隐匿性阴茎可以为先天性也可为获得性，发病原因并不明确，主要包括：① 阴茎根部水平的皮肤与阴茎耻骨附着不佳；② 肥胖；③ 阴茎术后瘢痕造成阴茎体被束缚，常见于包皮环切术后。

隐匿性阴茎主要表现为阴茎外观较同龄人明显小，呈鸟嘴样或烟斗样，包皮外翻较难，患儿排尿时包皮被尿流冲击而鼓胀，难以把持阴茎。甚至有患儿会出现排尿困难、尿潴留、尿路感染、阴茎勃起痛、性交困难以及心理障碍等问题。患者自行检查有时可以发现严重的包皮口狭窄，阴茎体皮肤相对不足，阴茎看上去与阴囊融合，在阴茎根部将耻骨前脂肪压向耻骨联合，阴茎可伸出，但一放松阴茎又缩回。隐匿性阴茎患者睾丸通常发育良好。

隐匿性阴茎的治疗原则是根据病因选择治疗方式。

肥胖导致的隐匿性阴茎患儿，应先嘱患儿减肥，平时上推包皮清洗，保持局部卫生，定期复诊，大部分到青春期可自行缓解。部分患儿包皮外口严重狭窄，保守治疗没有明显好转，阴茎体部皮肤严重缺失，影响站立排尿，包皮不能上翻影响阴茎头清洁，从而导致反复发生包皮炎或者尿路感染，或者影响美观、严重影响患儿心理健康。这种情况则需要接受外科手术治疗。同时需要注意的是，如果患儿诊断为隐匿性阴茎，严禁行包皮环切术。

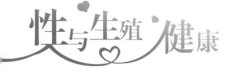

第二节 青春期"男"题

睾丸扭转可发生于任何年龄，但是以青少年最为常见。睾丸扭转又称精索扭转，睾丸沿着精索纵轴顺时针或者逆时针旋转，使睾丸血液供应受阻，造成睾丸缺血性病变，从而带来一系列的症状和体征。左侧睾丸扭转的发生率较右侧高。睾丸扭转是泌尿外科常见的急症之一。睾丸扭转如果延误治疗，可能会造成睾丸萎缩或者切除睾丸等不可逆的损伤。

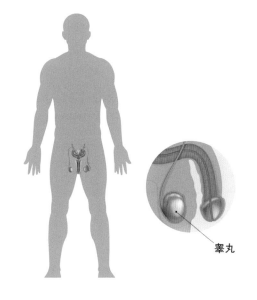

睾丸

睾丸扭转的病因可能与解剖因素有关。而运动、外伤、寒冷季节或者温度骤然变冷等可能是睾丸扭转发生的诱因。

睾丸扭转发生时，青少年多表现为突发性的一侧阴囊剧烈疼痛，疼痛为间断性或是持续性均可，在几分钟或者几小时内加重，并且向下腹部放射。除了阴囊疼痛外，还会出现恶心、呕吐。患者还可以发现自己疼痛的一侧阴囊出现肿胀、发红等现象。如出现这些症状，应立即就医。

睾丸扭转的诊断通常结合临床症状、体征，还需要结合彩色多普勒超声检查。临床上还有部分病例，超声检查不能明确，但是临床症状、体征符合睾丸扭转，需要积极通过手术探查明确诊断以及治疗，以防止延误治疗时机。

睾丸扭转的治疗总原则是尽快恢复睾丸血运。扭转的时间和角度是决定能否挽救睾丸功能的关键。主要的治疗手段包括手法复位和手术治疗。睾丸扭转的患者在治疗之后还需要接受 3～6 个月的随访。

第三节 青壮年"男"题

一、前列腺炎

前列腺炎定义为骨盆周围疼痛或不适以及排尿异常等为主要表现的疾病，往往是由某些病原体或其他非感染因素所导致。

前列腺炎可以影响各个年龄段的成年男性，50岁以下的成年男性患病率较高。前列腺炎发病与季节、性活动、泌尿生殖道炎症、下尿路综合征、职业、社会经济状况以及精神心理因素等有关。

前列腺炎分为急性前列腺炎和慢性前列腺炎两类。急性前列腺炎为下尿路的急性感染性疾病；慢性前列腺炎则是由不同症状组成的临床综合征，其具体发病机制仍不清楚。

1. 急性前列腺炎

绝大多数急性前列腺炎由细菌感染引起，主要的感染途径包括尿路逆行感染、血行感染或者前列腺炎邻近器官感染蔓延至前列腺。急性前列腺炎患者可能会有糖尿病等慢性疾病，同时有过量饮酒、骑车、疲劳、纵欲等诱因。全身物理刺激、感染等也是急性前列腺炎的诱因。

急性前列腺炎可能具有以下表现：

（1）全身性症状：发热、寒战、全身乏力、肌肉疼痛、畏寒、恶心呕吐等。

（2）下尿路症状：尿频、尿急、尿痛等，有的还会出现血尿。

（3）局部症状：耻骨上区以及会阴部疼痛、下腹部坠胀等，久坐或者是排便后加重。

急性前列腺炎的诊断要结合临床症状，还需结合查体以及一些检查、检验，包括血常规、尿常规的检查。对急性前列腺炎患者禁止行前列腺按摩，因此前列腺液检查较少。此外，还可以结合前列腺彩超。

急性前列腺炎的治疗主要以抗感染、对症治疗和支持治疗为主。急性前列腺炎一旦诊断，就需要给予抗生素治疗，可以结合临床检查结果调整用药，症状较重者需要接受静脉输液。

2. 慢性前列腺炎

慢性前列腺炎包括慢性细菌性前列腺炎和非细菌性前列腺炎。

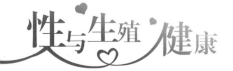

慢性细菌性前列腺炎患者存在反复发作的下尿路感染症状,持续3个月以上,由一种或者多种病原菌感染。病原菌经由尿道逆行感染,尿路感染时出现尿液逆流,病原菌进入前列腺从而引起感染。部分急性细菌性前列腺炎未治愈也可迁延不愈为慢性细菌性前列腺炎,但发生率较低。

慢性前列腺炎患者前列腺按摩液每高倍视野白细胞数大于10个或可见卵磷脂小体减少。

慢性细菌性前列腺炎需针对病原菌行抗感染治疗,此外还可针对下尿路症状给予对症治疗。

非细菌性慢性前列腺炎又称慢性盆腔疼痛综合征,目前病因不明确,可能由多种病因同时导致,包括:病原体感染;尿液逆流至前列腺,尿液直接刺激前列腺,同时将部分病原体带入前列腺,患者出现排尿困难或者骨盆周围疼痛,称之为无菌性"化学性前列腺炎";明显异常的心理精神状态而出现相关症状;前列腺局部免疫因素增强或者细胞因子基因表达水平变化;神经内分泌因素;氧化应激等。

慢性非细菌性前列腺炎的主要症状表现为反复出现的骨盆周围疼痛或者不适,以及排尿症状、性功能障碍,持续3个月以上。反复出现的慢性疼痛还会导致患者的生活质量下降,部分患者出现焦虑、抑郁、失眠等症状。

慢性非细菌性前列腺炎的主要治疗目的是缓解疼痛,改善排尿舒适度等症状,改善患者生活质量。

二、阴茎外伤

阴茎外伤包括阴茎折断、阴茎截断、包皮系带损伤、阴茎咬伤、阴茎钝器伤、阴茎贯通伤、阴茎火器伤以及阴茎烧伤。其中阴茎折断和包皮系带损伤较为常见。

阴茎折断多发生在阴茎勃起状态下,常见原因分别为性交、阴茎被动弯曲、手淫和翻滚。损伤机制为阴茎从阴道滑出并撞击耻骨联合或会阴,女上体位阴茎折断的可能性更大。阴茎折断一旦发生,往往伴随着突然开裂或者爆裂的声音、疼痛和阴茎疲软。随着血肿逐渐扩大,阴茎体局部肿胀并加重。阴茎折断具有典型病史和临床表现,即在性交或手淫过程中突然听到一声脆响,同时伴有阴茎的剧烈疼痛,勃起的阴茎迅速缩小变软,随后阴茎出现肿胀、青紫,可引起不同程度的阴茎成角畸形。阴茎折断一般不影响排尿,如果患者有血尿和排尿困难发生,应考虑伴有尿道损伤,常规行尿道造影检查。阴茎折断可根据典型病史和体征而确诊,但有学者建议应用彩色多普勒超声检查、阴茎海绵体造影和磁共振成像（MRI）检查来进一步精确诊断。此外阴茎彩色多普勒超声检查能观察到阴茎白膜破裂范围，可对海绵体裂口进行准确定位。

阴茎截断是一种较为少见的男性泌尿生殖器损伤，一般见于自残、暴力袭击、事故创伤以及战伤。阴茎截断分为阴茎部分截断和完全截断两类。

包皮系带损伤也多发生于性交，以横断为多见。包皮过短或者本身系带发育异常可能也会导致系带损伤。

发生阴茎折断或包皮系带损伤，往往需要外科手术治疗。部分阴茎折断患者可能会出现并发症，包括心理影响、勃起功能障碍、尿道狭窄和不孕症。而保守治疗后容易发生阴茎畸形、勃起疼痛、阴茎硬结等并发症。手术治疗可有效减少远期后遗症，对患者心理健康的负面影响较少。如果怀疑有尿道创伤，还需要行膀胱软镜检查来进一步明确尿道损伤的部位。

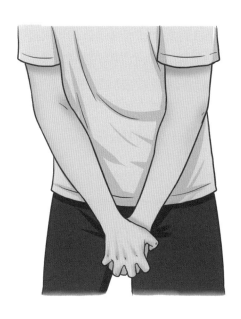

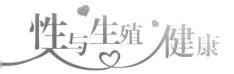

第四节　老年期"男"题

一、良性前列腺增生

良性前列腺增生是引起中老年男性排尿障碍最为常见的一种良性疾病。良性前列腺增生发病率随着年龄的增长而增加，一般发生在 40 岁以后。

良性前列腺增生主要表现为下尿路症状，包括储尿期症状、排尿期症状及排尿后症状。

储尿期症状：尿频、尿急、尿痛、尿失禁以及夜尿增多等。

排尿期症状：排尿踌躇、排尿困难以及排尿中断等。

排尿后症状：排尿不尽、尿后滴沥等。

国际前列腺症状评分（IPSS）（表 6-4-1）是目前国际公认的判断前列腺增生患者症状严重程度的最佳手段，而生活质量（QoL）评分（表 6-4-2）则反映了患者对于下尿路症状严重程度的主观感受。患者 IPSS 分类（0～35 分）：轻度症状 0～7 分，中度症状 8～19 分，重度症状 20～35 分。

表 6-4-1　国际前列腺症状评分（IPSS）

在最近 1 个月内，您是否有以下症状？	在 5 次排尿中						症状评分
	无	少于一次	少于半数	约半数	多于半数	几乎每次	
1. 是否经常有尿不尽感？	0	1	2	3	4	5	
2. 2 次排尿间隔是否经常小于 2h？	0	1	2	3	4	5	
3. 是否经常有间断性排尿？	0	1	2	3	4	5	
4. 是否有排尿不能等待现象？	0	1	2	3	4	5	
5. 是否有尿线变细现象？	0	1	2	3	4	5	
6. 是否需要用力及使劲才能开始排尿？	0	1	2	3	4	5	
7. 从入睡到早起一般需要起来排尿几次？	没有	1 次	2 次	3 次	4 次	5 次	
	0	1	2	3	4	5	
症状总评分：							

表 6-4-2　生活质量（QoL）评分

问题	高兴	满意	大致满意	还可以	不太满意	苦恼	很糟
如果在您今后的生活中始终伴有现在的排尿症状，您认为如何？	0	1	2	3	4	5	6
生活质量评分（QoL）							

良性前列腺增生的治疗

1. 良性前列腺增生的非手术治疗

良性前列腺增生的非手术治疗主要包括观察等待、行为改进及饮食调整两种方式。

（1）观察等待：部分下尿路症状尚轻（IPSS ≤ 7 分）的患者，或者虽然 IPSS ≥ 8 分但是自觉生活质量尚未受到影响的患者，可以采用观察等待治疗。对于观察等待的患者，需要定期监测。监测内容包括前列腺体积、前列腺特异性抗原（PSA）水平以及下尿路症状再评估。

（2）行为改进及饮食调整

① 行为改进：体育锻炼、戒烟能够明显改善患者下尿路症状；同时应避免大量饮水，并进行膀胱锻炼，尿频症状明显的患者可以适当憋尿来增加膀胱容量和延长排尿间歇时间。此外，患者可以在排尿的时候转移注意力，还可以挤捏阴茎来改善排尿。适当的盆底功能训练也能明显改善患者尿急症状。

② 饮食调整：由于酒、咖啡等具有利尿和刺激作用，前列腺增生患者应减少其摄入来改善症状。同时应合理饮水，睡前适当减少水摄入。

2. 良性前列腺增生的药物治疗

前列腺增生患者接受药物治疗，短期内能够缓解下尿路症状，长期可以减缓疾病进展，预防并发症。

前列腺增生的药物根据作用机制不同，主要分为 7 类。根据患者症状的不同，可单一或联合用药改善患者下尿路症状。

3. 良性前列腺增生的手术治疗

药物治疗不佳或者拒绝接受药物治疗、中 - 重度下尿路症状严重影响生活质量的患者，可选择外科治疗。尤其当患者具有以下并发症时，建议采用外科治疗：反复尿潴留、反复血尿、反复尿路感染、膀胱结石、继发性上尿路积水。

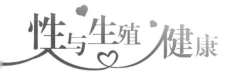

前列腺增生患者不论接受何种治疗方式，都需要定期复诊随访。目的是评估前列腺增生疾病进展、目前治疗方案疗效以及相关的不良反应或并发症，及时调整治疗方案。

二、老年男性雄激素缺乏或迟发性性腺激素功能减退症

老年男性雄激素缺乏（androgen deficiency in aging male, ADAM）又称迟发性性腺功能减退症（late-onset hypogonadism, LOH），是一种性腺功能衰退等导致雄激素缺乏，继而引发的一系列临床和生物化学综合征。血清睾酮水平低下是主要的临床特点，并表现出一系列典型的临床症状和体征，此状态能严重影响多种器官与系统的功能和患者的生活质量。

ADAM 患者的表现缺乏特异性，临床症状存在差异，部分患者甚至没有明显症状和体征，因此 ADAM 的诊断较为困难。绝大多数患者表现为体质下降、精神心理障碍、性功能障碍以及其他一些症状。

ADAM 患者在就诊时，临床医生需对患者进行体格检查（包括检查身高、体重、血压、BMI、腹围、外生殖器、毛发、乳房、肌肉等）、血液生化检查。此外，还需进行前列腺评估检查（血清前列腺特异性抗原检测、直肠指诊、前列腺彩超，部分患者接受补充睾酮治疗前后需要排除前列腺癌）、血清生殖激素的检查。目前临床有针对 ADAM 的症状量化表格，可用该量表进行 ADAM 筛查。

ADAM 治疗主要的目的是减轻体能、血管舒张、精神心理和性功能四大方面的症状，恢复健康状态，提高生活质量。治疗期间同样需要定期进行随访，评估治疗方案的收益与风险。

（陈明　王雅丽）

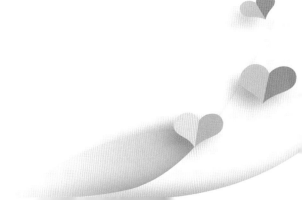

参考文献

[1] 李索林,张潍平,李龙,等.隐睾症腹腔镜手术操作指南（2017版）[J].临床小儿外科杂志,2017,16（6）：523-532.

[2] 睾丸扭转诊断与治疗指南编写组.睾丸扭转诊断与治疗指南[J].中华男科学杂志,2022,28（3）：252-261.

[3] 皇澄如.实用小儿泌尿外科学[M].北京：人民卫生出版社,2006.

[4] 陈孝平,汪建平.外科学[M].8版.北京：人民卫生出版社,2013.

[5] 唐耘熳,陈绍基.尿道下裂分期修复的再认识[J].中华实用儿科杂志,2016,31（11）：818-820.

[6] 孙颖浩,黄健.2019版中国泌尿外科疾病诊断治疗指南[M].北京：科学出版社,2019.

[7] 孙颖浩.吴阶平泌尿外科学[M].北京：人民卫生出版社,2019.

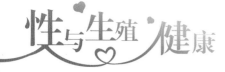

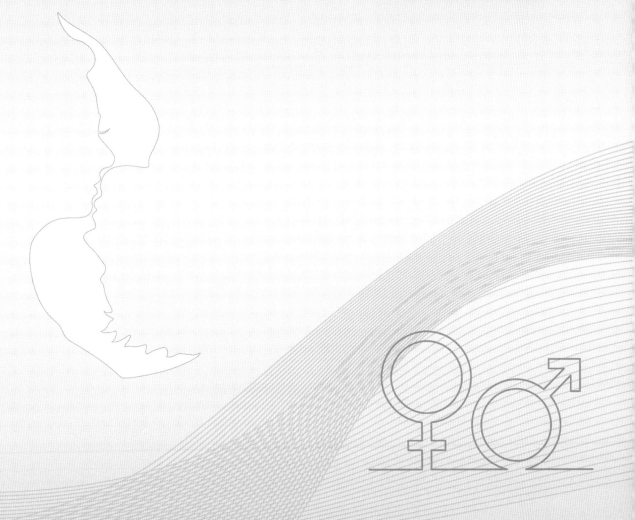

第7章

女性常见肿瘤

女性常见肿瘤多指妇科肿瘤，也包括其他器官的女性高发肿瘤，按其性质分为良性肿瘤、恶性肿瘤和交界性肿瘤三类。良性妇科肿瘤如子宫肌瘤、卵巢良性肿瘤等，恶性妇科肿瘤如宫颈癌、子宫内膜癌、卵巢癌、输卵管癌、阴道癌等。恶性妇科肿瘤中宫颈癌发病率最高，卵巢癌死亡率最高。其他器官的女性高发肿瘤中发病率最高的为乳腺肿瘤，良性的如乳腺纤维腺瘤，恶性的为乳腺癌。随着人们生活方式的变迁、筛查手段的进步，女性肿瘤的发病率呈现逐年升高的趋势。女性肿瘤诊断的依据是病理学，而恶性肿瘤诊断中的分期诊断对制订治疗方案、判断预后有重要的指导意义。女性肿瘤的治疗是综合治疗，治疗方法包括手术、放疗、化疗、靶向治疗、免疫治疗以及中西医结合治疗等。规范化、微创化、人性化是所有肿瘤治疗的发展趋势，降低肿瘤发病率和死亡率的最有效的措施是采取针对病因的有效预防措施以及保护人体免疫力。

第一节　子宫肌瘤

子宫肌瘤（uterine leiomyomas）又称子宫平滑肌瘤，由平滑肌及结缔组织构成，是女性生殖器最常见的良性肿瘤。常见于 30 ～ 50 岁女性。根据尸体解剖统计的子宫肌瘤总体发病率可达 50% 以上。育龄期妇女子宫肌瘤的患病率可达 25%，更年期女性子宫肌瘤发病率升高。子宫肌瘤是妇女子宫切除的最主要原因，也是女性月经异常、不孕的主要病因。

一、发病影响因素

子宫肌瘤的高危因素有年龄＞ 40 岁、未生育或晚育、肥胖、多囊卵巢综合征、黑色人种及子宫肌瘤家族史等。

育龄期女性的子宫肌瘤一般呈现缓慢增长的趋势，而绝经后子宫肌瘤停止生长或者缩小。子宫肌瘤的发生可能与对雌激素高敏感性有关，而孕激素有促进子宫肌瘤发展的作用。接触化妆品、塑料制品及食品添加剂等环境激素（EEs）是子宫肌瘤的危险因素。

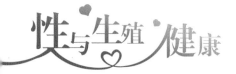

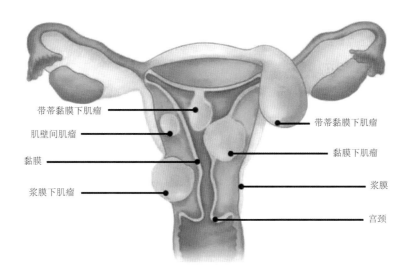

图 7-1-1　子宫肌瘤按其与子宫肌层位置分类

图中标注：
带蒂黏膜下肌瘤
肌壁间肌瘤
黏膜
浆膜下肌瘤
带蒂黏膜下肌瘤
黏膜下肌瘤
浆膜
宫颈

二、症状特点

一半以上的子宫肌瘤患者没有任何症状，仅由体检发现。症状的特点和严重程度取决于子宫肌瘤的位置和大小。肌瘤的位置分类可见图 7-1-1。

肌壁间肌瘤较大时可引起月经量增多及经期延长；而浆膜下肌瘤可压迫膀胱、直肠，导致尿频、排尿困难、便秘等症状，对出血的影响不多；黏膜下肌瘤常常造成月经量过多、月经淋漓不尽、脓血性白带等症状，并可影响胚胎着床而致不孕。子宫肌瘤患者长期月经过多还会导致继发性贫血、免疫力低下、情绪不稳、心理障碍等。

三、诊治要点

子宫肌瘤的治疗需要根据患者的年龄、有无生育要求、症状、肌瘤部位、大小综合考虑。

保守观察治疗适合于肌瘤较小、无症状患者以及近绝经期患者，观察过程中每 3 ～ 6 个月随访一次。有治疗指征但合并内、外科疾病无法手术或不愿手术者，可以采用药物治疗，包括口服药物、中医药、短期假绝经等。

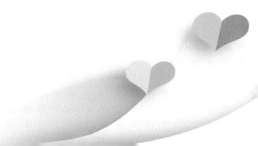

出现以下情况者建议进行手术治疗：肌瘤引起月经过多、月经淋漓不尽等，导致贫血；肌瘤向子宫外生长，导致邻近脏器的压迫症状不能缓解；肌瘤短时间内迅速增大，考虑有恶变可能；绝经后子宫肌瘤增大。主流手术方式包括肌瘤切除术、子宫切除术，其他非主流手术包括高能聚焦超声（海扶刀）、子宫动脉栓塞术、子宫内膜切除术。

四、预防措施

建议少食补品，避免使用塑料袋、塑料饭盒加热食物。个人要均衡营养，适当运动，规律作息，戒烟限酒，保持乐观心态。同时建议适龄婚育，减少子宫肌瘤对生育的影响。

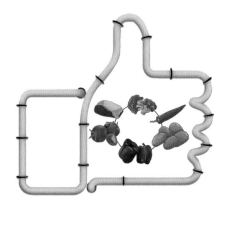
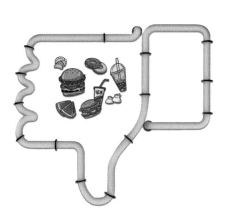

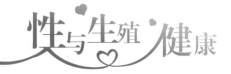

第二节 宫颈癌

宫颈癌（cervical cancer）是仅次于乳腺癌的在全球妇女中第二位常见的恶性肿瘤，也是唯一可以预防的恶性肿瘤。得益于宫颈癌筛查的普及，宫颈癌的发病率呈逐年下降趋势。2020 年全球宫颈癌新发病例数约 60 万，死亡病例数约 34 万；我国宫颈癌新发病例数约 10.9 万，死亡病例数约 5.9 万。由于性传播性疾病的播散，21 世纪宫颈癌的发病呈明显年轻化的趋势，是威胁中青年妇女健康的严重问题。

一、危险因素

人乳头瘤病毒（HPV）感染是目前明确的宫颈癌的主要危险因素，目前发现的逾百种 HPV 型别中，约有 20 余型与女性生殖道病变有关，其中 HPV16、18、31、33、35、45、52、56 等因引发宫颈癌和生殖道上皮瘤变的风险高而列为高危型 HPV。性传播是 HPV 主要的感染方式。

初次性生活过早、过早生育、性生活混乱、有多个性伴侣和患有性传播疾病都会使罹患宫颈癌的风险增加。

二、症状特点

早期宫颈癌往往没有明显的症状，而随着病情发展，可能会出现以下症状：

接触性出血，最典型症状为性交后的阴道出血，点滴或不规则出血，也可表现为非月经期的阴道流血或经期延长、经量增多；其次为阴道排液，表现为白色或血色、稀薄如水样或米泔水样有腥臭味的阴道排液；病情晚期，癌细胞侵犯周边组织，患者可出现下腹坠胀、腰骶部疼痛、下肢疼痛伴肿胀、排便排尿困难等症状，并且营养不良而出现消瘦等恶病质。

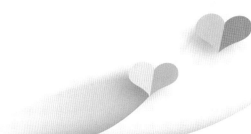

三、诊治要点

宫颈癌的确诊根据病史和临床表现，尤其有接触性阴道出血者应通过"三阶梯"诊断程序（宫颈细胞学+HPV检测、阴道镜检查、宫颈组织活检）获得病理学检查结果明确诊断。

治疗原则：早期宫颈癌以手术治疗为主，中晚期宫颈癌以放疗为主，化疗为辅。对于宫颈癌ⅠA—ⅠB2、ⅡA1期患者，手术治疗是其首选治疗方式。对于狭义概念上的局部晚期（即ⅠB3和ⅡA2期）及中晚期（即ⅡB—ⅣA期）宫颈癌，治疗首选同步放化疗。靶向药物目前主要适用于晚期及复发宫颈癌的治疗。

四、预防措施

宫颈癌是唯一的可以预防的恶性肿瘤，我们要做好三级预防：

一级预防：加强科普宣传，对适龄男女开展安全性行为教育，鼓励其在合适的年龄接种HPV疫苗。目前已上市的有二价、四价和九价HPV疫苗（表7-2-1）。WHO对于三种疫苗的推荐没有偏好，女性可自愿接种。

表7-2-1　HPV疫苗分类

项目	二价	四价	九价
预防的病毒种类	高危HPV16、18	高危HPV16、18，低危HPV6、11	HPV16、18、6、11、31、33、45、52、58
适用年龄	9～45岁	9～45岁	9～45岁
注射时间	第0、1、6个月	第0、2、6个月	第0、2、6个月

二级预防：筛查，重视每年体检，适时进行HPV检测及宫颈细胞学检查，接种过HPV疫苗的女性仍需定期筛查。

筛查策略：2021年WHO发布的最新宫颈癌前病变筛查和治疗指南推荐HPV-DNA检测作为宫颈癌筛查的首选筛查方法。建议女性从30岁起进行HPV-DNA检测，每5～10年定期筛查一次。对HPV-DNA检测呈阳性的女性，建议通过细胞学检查、阴道镜检查及基因分型等进行分诊。50岁以后，按WHO建议的筛查间隔进行定期筛查，连续两次均为阴性则可停止筛查。

三级预防：发现有宫颈癌前病变或宫颈癌，需要到正规医院进行规范治疗。

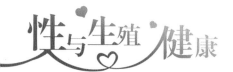

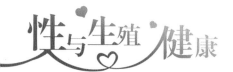
性与生殖健康

第三节　卵巢肿瘤

卵巢是女性好发肿瘤的器官，卵巢肿瘤组织学类型多，主要分为四大类：上皮性肿瘤、生殖细胞肿瘤、性索－间质肿瘤、转移性肿瘤（来源其他部位的原发恶性肿瘤）。

一、卵巢良性肿瘤

卵巢的良性肿瘤占女性生殖器良性肿瘤的 1/4 ～ 1/3，可发生于任何年龄，但多见于生育年龄妇女。常见的卵巢良性肿瘤有浆液性囊腺瘤、黏液性囊腺瘤、成熟性畸胎瘤、实性卵巢肿瘤和生理性囊肿等。

（1）浆液性囊腺瘤约占卵巢良性肿瘤的 25%，常见于 30 ～ 40 岁的患者，多为单侧性、大小不一、表面光滑的肿瘤，肿瘤的囊内充满淡黄色清亮的浆液。预后很好，但仍有恶变的可能，单纯型者恶变率为 35%，而乳头型者恶变率高达 50%。

（2）黏液性囊腺瘤约占卵巢良性肿瘤的 20%，常见于 30 ～ 50 岁的患者。多为单侧，呈多房样，囊内液呈胶冻状，囊内一般没有乳头。肿瘤自发破裂后，瘤细胞可广泛种植于腹膜，形成"腹膜黏液瘤"，虽然该肿瘤仍为良性，但因手术不能完全切除，术后容易复发，并可造成肠梗阻，因此临床处理相对棘手。

（3）成熟畸胎瘤约占卵巢肿瘤的 10% ～ 20%，占畸胎瘤的 97%，大多发生于生育年龄。肿瘤直径多小于 10 cm，以单侧居多，约 25% 为双侧，外观呈圆形或椭圆形，呈黄白色，表面光滑，囊壁较厚，切面多为单房，囊内常含油脂及毛发，亦可见牙齿、骨及神经组织，偶见甲状腺组织。

（4）实性卵巢肿瘤不多见，主要有卵巢纤维瘤、卵巢平滑肌瘤。卵巢纤维瘤由卵巢纤维细胞形成，由于常伴有腹水，有时易被误诊为恶性。卵巢平滑肌瘤发生于卵巢的平滑肌组织，与子宫肌瘤类似，有时易被误诊为子宫浆膜下肌瘤。

（5）生理性卵巢囊肿包括卵泡囊肿和黄体囊肿，是育龄期妇女最常见的卵巢囊肿。卵泡囊肿是指卵泡发育未成熟或发育成熟后不排卵，卵泡继续生长，由卵泡形成的囊肿。黄体囊肿与排卵后形成的黄体相关。正常排卵后的黄体直径一般为 1.5 cm 左右，当其内积聚较多的液体或者卵泡壁破裂而引起较多量的出血潴留于黄体腔内，形成近 2.5 cm 以上的囊肿时即称为黄体囊肿。

卵巢肿瘤出现并发症如肿瘤蒂扭转、破裂、感染，往往会引起急腹症，需要急诊处理甚至手术。良性的卵巢肿瘤有恶变可能，尤其是肿瘤生长迅速或双侧生长时。

卵巢良性肿瘤的治疗以手术为主。直径小于 5 cm 的囊性卵巢肿瘤可暂观察，定期到医院随访，如直径超过 5 cm 或快速增大应手术。实性卵巢肿瘤虽然可为良性，但很难与恶性卵巢肿瘤相鉴别，故不论其大小均以手术切除为宜。生理性卵巢囊肿与月经周期关系密切，一般观察 1 ~ 3 个月可自行消失，不会影响身体健康和正常生育。

二、卵巢恶性肿瘤

1. 卵巢癌

卵巢癌（ovarian cancer）是女性生殖器官常见的恶性肿瘤之一。全世界每年有超过31 万女性被诊断为卵巢癌，对妇女生命造成严重威胁。中国卵巢癌发病率约 8.04/10 万，居女性恶性肿瘤的第八位，发病率呈上升趋势，每年约 3.7 万人死于卵巢癌。

卵巢癌在发病早期常常没有明显的症状，有 70% 的卵巢癌病例在发现时已经是晚期，很容易被人忽视，且死亡率高，中晚期患者 5 年生存率不超过 30%，严重威胁女性健康，故被称为"沉默的杀手"。遗憾的是，目前为止还没有有效的卵巢癌预防及筛查手段。

（1）危险因素：首先是遗传因素，约 30% 的卵巢癌发病与遗传因素相关。家族中有一级亲属患卵巢癌者、*BRCA1/2* 基因突变携带者、遗传性乳腺癌 - 卵巢癌综合征患者患卵巢癌的风险较正常人高。内分泌紊乱、不孕症、长期滥用促排卵药物等也会使患卵巢癌的风险增加。高脂饮食会使卵巢癌的发病风险增加，超重和肥胖人群是卵巢癌"偏爱"的对象。长期接触 X 线照射以及致癌的化学物质如滑石粉、石棉等也会使患卵巢癌的风险增加。口服避孕药、机会性手术切除双输卵管可使患卵巢癌的风险减少。

（2）症状特点：卵巢癌早期无特异性症状，70% ~ 75% 的卵巢癌患者诊断时已经处于Ⅲ～Ⅳ期。

卵巢癌早期症状有：腹胀，盆腔或腹部疼痛，进食困难或很快有饱胀感，尿急或尿频。以上症状超过一周，尤其症状几乎每天出现时，应进行妇科检查。

卵巢癌晚期表现有：短时间内腹围明显增加，出现反复的消化不良，下腹部肿胀感明显，食欲减退，呼吸困难等。体检可发现腹水，扪及盆腔及腹腔包块。肿瘤可致肠梗阻、恶病质和下肢血栓形成。

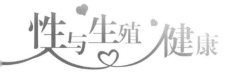

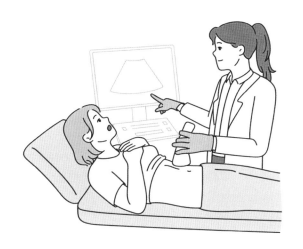

（3）诊治要点：超声检查是首选检查方法，简便易行、经济有效。超声检查提示可疑卵巢恶性肿瘤时需行增强 CT 和 MRI 检查，可帮助评估肿瘤侵犯范围及转移情况，辅助进行肿瘤临床分期。当 CT 和 MRI 难以判断肿瘤性质时可借助 PET/CT 判断。血清学检查中常用的肿瘤指标有 CA125、HE4、CA19-9、CEA、AFP、HCG 以及卵巢癌风险指数等。

晚期卵巢癌往往伴有大量腹水，通过腹腔穿刺抽取腹水或腹腔冲洗液可查找肿瘤细胞。组织病理学检查是诊断卵巢癌的金标准。

卵巢癌需进行多种方式的综合治疗，治疗的手段包括全面分期手术、化疗、靶向维持治疗等。

约 25% 的卵巢癌是由遗传基因突变引起的，*BRCA1* 和 *BRCA2* 基因突变者约占家族遗传性卵巢癌患者的 40%。目前，国内外指南均建议所有诊断为上皮性卵巢癌的患者在初始诊断时接受 *BRCA1* 和 *BRCA2* 突变的检测，以确定治疗策略、患其他肿瘤的风险，且需对家庭成员进行相关基因检测。

（4）预防措施：首先是定期体检，早发现早治疗。45 岁以上的女性，尤其是有家族史者，每年应至少进行一次妇科 B 超检查。其次，注意风险因素防范，如减重、科学起居、营养均衡、不滥用保健品和药物、避免过劳、加强锻炼身体。对于有高危家族史、条件允许者，推荐进行基因检测。

2. 卵巢恶性生殖细胞肿瘤

包括未成熟畸胎瘤、无性细胞瘤、卵黄囊瘤等，多见于年轻患者，青春期前患者占 60% ～ 90%。

治疗方式包括手术治疗、化学治疗和放疗。对于无生育要求的女性，建议行全面分期手术；对于年轻、希望保留生育功能者，无论期别早晚，均可行保留生育功能手术。绝大多数患者手术后还需要化疗。

第四节　乳腺肿瘤

女性乳腺肿瘤的发病率甚高，良性肿瘤中以纤维腺瘤（fibroadenoma）最为多见，约占良性肿瘤的 75%，其次为乳管内乳头状瘤（intraductal papilloma），约占良性肿瘤的 20%。恶性肿瘤中绝大多数（98%）是乳腺癌（breast cancer），肉瘤甚为少见（2%）。

一、乳腺良性肿瘤

1. 乳腺纤维腺瘤

乳腺纤维腺瘤是女性常见的乳房肿瘤，可发生于青春期后任何年龄段的女性，发病高峰年龄为 20～25 岁。发病机制不详，一般认为与雌激素水平相对或绝对升高，乳腺局部组织对雌激素过度敏感，高脂、高糖饮食，遗传倾向等因素有关。

（1）症状特点：乳腺纤维腺瘤好发于乳房外上象限，约 75% 为单发，少数属多发。大多数患者表现为边界清楚的无痛性的肿块。触之常表现为表面光滑、结节状、边界清楚、形态规则、质韧、活动性良好的肿块，直径多在 3 cm 以内。肿块增大缓慢，少数可自然消退或快速增大。纤维腺瘤的癌变风险极低，癌变率为 0.12%～0.30%。

（2）诊治要点：乳腺彩超是最常用的检查。除此之外，钼靶、MRI 也是临床较为常用的检查方法。确诊需依据病理学检查结果。

手术切除是治疗纤维腺瘤最为有效的方法，如肿瘤较小、检查倾向良性可随访观察。推荐的随访检查方法为触诊结合彩超，35 岁以上的患者推荐增加乳腺钼靶检查。若在随访中发现肿瘤生长迅速，建议结束随访观察，接受外科手术，术后依据病理诊断进行治疗。

2. 乳管内乳头状瘤

乳管内乳头状瘤多见于经产妇，多于 40～50 岁发病。

（1）临床特点：一般无自觉症状，常因乳头溢液污染内衣而引起注意。肿瘤小，常不能触及，偶有较大的肿块。肿瘤多呈圆形，质软，可推动。轻压此肿块，乳头常溢出血性液体。

（2）治疗：治疗以手术为主。常规进行病理检查，如有恶变应酌情施行相应手术。

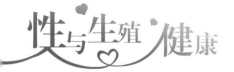

二、乳腺癌

乳腺癌是我国女性最常见的恶性肿瘤，在我国占女性恶性肿瘤的 7% ～ 10%，发病率呈逐年上升趋势。2020 年全球乳腺癌新增病例数为 226 万，超过肺癌的 220 万，成为全球第一大癌症。2020 年中国女性乳腺癌新发病例数为 42 万，位居女性癌症第一位，死亡人数为 12 万，居女性癌症第四位。

1. 危险因素

乳腺是多种内分泌激素的靶器官，其中雌酮及雌二醇与乳腺癌的发病有直接关系，危险因素包括：月经初潮年龄早、绝经年龄晚、不孕、初次足月产年龄晚、乳腺癌／子宫内膜癌家族史、射线、乳腺疾病、营养过剩、肥胖、高脂肪饮食、过量饮酒等。

2. 症状特点

应高度怀疑乳腺癌的体征包括：触及不痛不动的肿块，皮肤局部增厚，乳头有溢液（血、水样液体等），乳头凹陷或溃疡。

早期表现是病侧乳房出现无痛、单发的小肿块。患者常于无意中发现。肿块质硬，表面不光滑，与周围组织分界不很清楚，在乳房内不易被推动。随着肿瘤增大可引起乳房局部表面皮肤凹陷，即"酒窝征"（图 7-4-1）。如皮下淋巴管被癌细胞堵塞，引起淋巴回流障碍，皮肤呈橘皮样改变（图 7-4-2）。

乳腺癌淋巴转移最初多见于腋窝淋巴结转移，肿大的淋巴结质硬、无痛，可被推动；乳腺癌转移至肺、肝、骨时，可出现相应症状。

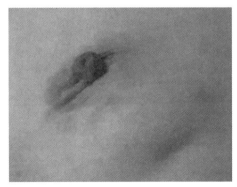

图 7-4-1 "酒窝征"

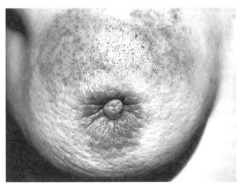

图 7-4-2 橘皮样改变

3. 诊治要点

病史、体格检查以及乳腺超声、钼靶检查或 MRI 是临床诊断的重要依据，确诊乳腺癌要通过组织活检进行病理检查。

乳腺癌治疗采用的是以手术为主，结合放化疗、内分泌治疗、靶向治疗的综合治疗策略。对于早期乳腺癌患者，手术治疗是首选。术前的化疗又称新辅助化疗，多用于局部晚期的病例。内分泌治疗对乳腺癌细胞中雌激素受体（ER）含量较高者有效。

4. 预防措施

降低个人风险因素，如注意控制体重、健康饮食、禁烟禁酒；多胎生育和延长母乳喂养时间，避免滥用雌激素，更年期女性使用绝经激素疗法（MHT）应在专业医师的指导下进行；女性应尽可能避免医源性辐射，尤其是胸部的放射线照射。

乳腺癌筛查是指通过有效、简便、经济的乳腺检查措施，在无症状妇女中识别和发现具有进展潜能的癌前病变患者以及早期浸润性癌患者，以期早期发现、早期诊断及早期治疗，其最终目的是降低人群乳腺癌死亡率。

对于一般风险人群，40 岁以前建议每月进行 1 次乳腺自我检查、每 1～3 年进行 1 次临床检查。40 岁以上者适合机会性筛查和群体性筛查，在每月 1 次自检的基础上，每 1～2 年行 1 次乳腺 X 线检查和 / 或乳腺超声检查。对于乳腺癌高危人群（高危人群符合以下 3 个条件：① 有明显的乳腺癌遗传倾向者；② 既往有乳腺导管或小叶不典型增生或小叶原位癌；③ 既往行胸部放疗）。需提前在 40 岁以下进行筛查，筛查间期推荐每年做 1 次乳腺 X 线检查和乳腺超声检查，必要时还可以应用 MRI 等影像学手段。

乳房的自我检查，建议每月进行 1 次，包括"视、触、捏"等步骤，见图 7-4-3。

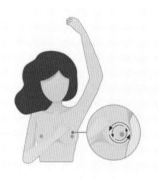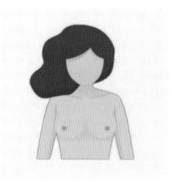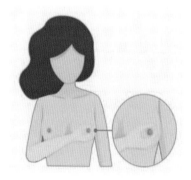

图 7-4-3　乳腺癌的自查方式

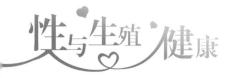

视：站在镜子前，双手举过头顶或自然垂下。观察两侧乳房形状是否平整对称，皮肤有无特殊改变，比如湿疹、橘皮样改变等；观察乳头是否有糜烂、分泌物和皱缩。

触：左手上举或叉腰，伸出右手，以乳头为中心，用指腹环状顺时针方向触摸左侧乳房各部分，注意有无肿块、疼痛点，尤其注意外上侧部分，触摸时注意手要平面移动，不要将乳房捏起，以免捏起乳腺组织造成假象。用同样的方法左手触摸右乳房。注意双侧腋窝和锁骨上窝，触摸有无肿大的淋巴结。

捏：用拇指和食指挤压乳头，检查是否有液体流出。

（沈杨　张啸宇）

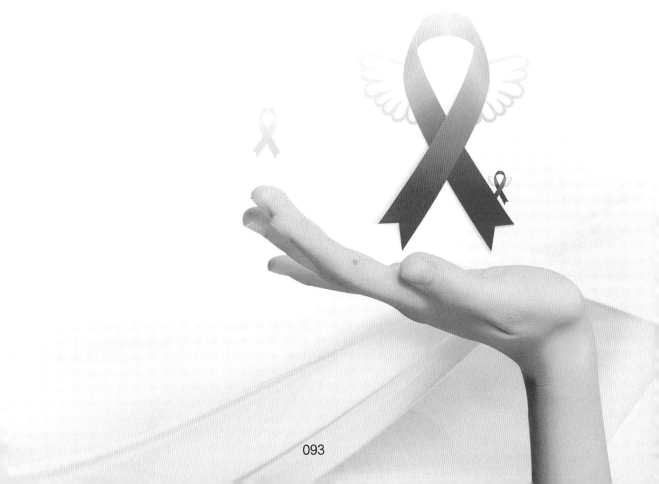

参考文献

[1] LI Z, YIN H, SHEN Y, et al. The influence of phenolic environmental estrogen on the transcriptome of uterine leiomyoma cells: A whole transcriptome profiling-based analysis[J]. Ecotoxicol Environ Saf, 2021(211): 111945.

[2] 沈杨, 许茜, 徐洁, 等. 子宫肌瘤危险因素的流行病学调查研究[J]. 实用妇产科杂志, 2013, 29(3): 189-193.

[3] 汪雯雯, 王世宣. 子宫肌瘤诊治相关指南解读[J]. 实用妇产科杂志, 2022, 38(2): 101-103.

[4] 子宫肌瘤的诊治中国专家共识专家组. 子宫肌瘤的诊治中国专家共识[J]. 中华妇产科杂志, 2017, 52(12): 793-800.

[5] 中国抗癌协会妇科肿瘤专业委员会. 子宫颈癌诊断与治疗指南（2021年版）[J]. 中国癌症杂志, 2021, 31(6): 474-489.

[6] 乔友林, 赵宇倩. 宫颈癌的流行病学现状和预防[J]. 中华妇幼临床医学杂志（电子版）, 2015, 11(2): 1-6.

[7] 健康中国行动推进委员会. 健康中国行动（2019-2030年）: 总体要求、重大行动及主要指标[J]. 中国循环杂志, 2019, 34(9): 846-858.

[8] FAN L L, SHEN Y, CHEN X, et al. Molecular targeted drug therapy of ovarian cancer[J]. ARC Journal of gynecology and Obstetrics, 2016, 1: 1-7.

[9] DUAN P, FAN L, GAO Q, et al. Targeted therapy of ovarian cancer with angiogenesis inhibitors[J]. Curr Drug Targets, 2017, 18(10): 1171-1178.

[10] 杨静. 卵巢癌可以这样预防与治疗[J]. 饮食保健, 2019, 6(29): 278-279.

[11] Latest global cancer data: Cancer burden rises to 19.3million new cases and 10.0 million cancer deaths in 2020[EB/OL]. [2020-12-16]. https://www.iarc.fr/fr/news-events/.

[12] 中国抗癌协会乳腺癌专业委员会. 中国抗癌协会乳腺癌诊治指南与规范（2021年版）[J]. 中国癌症杂志, 2021, 31(10): 954-1027.

[13] 乳腺癌诊疗指南（2022年版）[EB/OL]. [2022-04-30]. http://www.nhc.gov.cn/yzygj/s2911/202204/a0e67177df1f439898683e1333957c74/files/c001a73dfefc4ace889a1ea6e0230865.

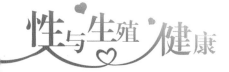

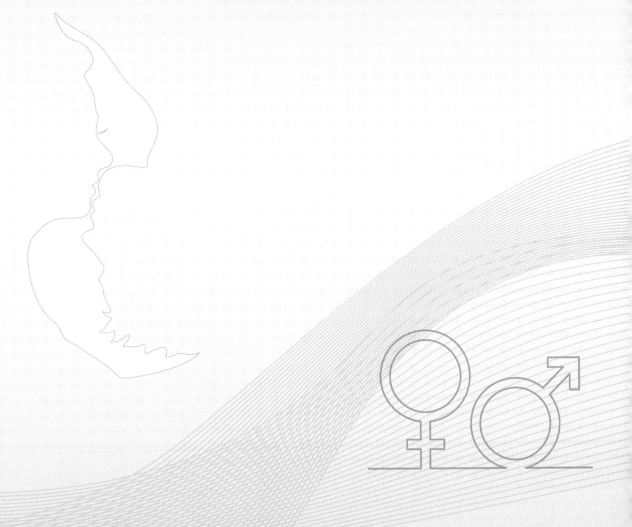

第8章

男性泌尿生殖系统恶性肿瘤

第一节　前列腺癌

前列腺癌发生于前列腺，是男性泌尿生殖系统中最常见的恶性肿瘤。在世界范围内，其发病率在男性所有恶性肿瘤中居第 2 位，仅次于肺癌。前列腺癌的发病率具有显著的地域和种族差异，中国是前列腺癌发病率及死亡率较低的国家之一。

前列腺癌在 40 岁以下的男性中很少见，主要发生于 65 岁以上的男性。有前列腺癌家族史会增加患病风险。

（一）危险因素

前列腺癌最常见于非洲裔男性，白种人男性次之，最少见于亚洲男性。造成这些差异的原因尚不清楚。肥胖等代谢因素也可能影响前列腺癌，具体机制尚未明确。

（二）症状特点

早期前列腺癌通常是无症状的。如果前列腺癌确实引发了症状，通常是疾病进展的迹象。如骨痛可能是癌症（转移性前列腺癌）已转移至全身的信号。

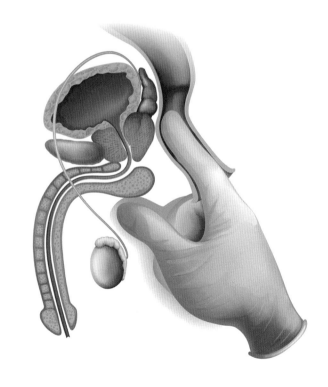

（三）诊治要点

1. 诊断

前列腺癌在疾病初期与良性前列腺增生症状类似或无特殊临床表现，可通过直肠指检（DRE）或 PSA 筛查发现异常。前列腺癌的确诊依赖于前列腺穿刺活检所获得组织的病理学检查。

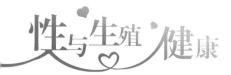

（1）PSA 检测：诊断前列腺疾病的最常用工具之一是血液检查 PSA 的水平。PSA 升高可能是由前列腺癌引起的，也可能是由感染、创伤或良性前列腺增生所致。

（2）直肠指检：医生将戴着手套并涂有润滑剂的手指伸进直肠进行检查，以检查前列腺的大小、形状、质地和是否有硬块等。直肠指检异常是穿刺活检的指征之一。

（3）影像学检查：最常用的影像学检查包括超声、MRI 和骨扫描。前列腺 MRI 在临床分期上有较重要的作用，骨扫描是评估前列腺癌骨转移最常用的方法。

（4）前列腺穿刺活检：前列腺穿刺活检是前列腺癌的确诊检查。

2. 治疗

前列腺癌的亚型、分期和风险分组构成了肿瘤分类，并关系治疗方案的制订。

（1）保守治疗：在前列腺癌治疗中，保守治疗可以通过主动监测或观察等待来完成。

主动监测是指对已经确诊低危型及少部分中危型前列腺癌、患者预期寿命大于 10 年的病例，以规范的影像、病理诊断为基础，在患者充分知情并了解相关风险的前提下，主动选择不即刻施行局部治疗而进行严密随访的治疗方法。

观察等待是对已明确前列腺癌诊断、预期寿命较短、不愿意或体弱无法耐受手术治疗的患者，为避免相关的不良反应及其对生活质量的影响，予以观察及随诊。

（2）根治性前列腺切除术：根治性前列腺切除术是局限性前列腺癌可选择的外科治疗方法，手术目的是切除整个前列腺和精囊，同时在不影响肿瘤切除的情况下尽量保护患者的尿控及勃起功能。手术可通过开放、腹腔镜和机器人辅助腹腔镜的方式进行。

（3）放疗：外照射治疗或近距离放疗，适用于 Gleason 评分低且没有泌尿系统症状的患者。

（4）抗雄激素内分泌治疗、免疫治疗以及化疗等。

（四）随访

前列腺癌治疗后应该规律复查。随访的内容包括肿瘤学评估、生活质量及心理学评估、治疗不良反应和并发症的监测等。并依据随访结果决定是否继续治疗以及评估治疗方案是否需要更改。

第二节　肾癌

肾癌是肾内的细胞恶性生长形成的肿瘤，包括许多不同亚型的肿瘤。肾癌约占所有肿瘤的 2%～3%，男性发病率高于女性 1.59 倍，高发年龄为 50～60 岁。随着年度体检的广泛开展和 B 超、CT 等医学影像学进展，使得肾癌早期诊断率逐步提高。

（一）危险因素

肾癌发病原因依然不清楚，但与遗传、吸烟、肥胖、高血压和高血压治疗相关。

（二）症状特点

大部分早期肾癌通常没有症状，是在体检和对其他症状如腰痛进行 B 超、MRI 等影像学检查时发现的。约 10% 的患者会有腰痛、腹部肿块或者血尿，这可能提示肾癌已经发展到了局部进展的阶段。有一些患者可能会经历副瘤综合征，症状包括高血压、体重减轻、发热、贫血和食欲缺乏。骨痛或者持续咳嗽可能是转移性肿瘤的临床表现。

（三）诊治要点

1. 诊断

肾癌的诊断需要结合病史、体格检查、血液和尿液化验和医学影像学扫描检查。CT 或 MRI 扫描能帮助泌尿外科医生了解肿瘤的大小，以及是否侵犯了淋巴结或周围器官，确定疾病的临床分期。肿瘤局限在肾内称为局限性肾癌，肿瘤生长到肾外称为局部进展性肾癌，癌细胞播散到远处淋巴结或其他器官称为转移性肾癌。

2. 治疗

（1）局限性肾癌：根据患者具体情况建议用主动监测、肾部分切除术、根治性肾切除术、射频消融术或冷冻疗法来治疗。

肾部分切除术：目的是切除肿瘤并尽可能多地保留正常肾组织，是治疗局限性肾癌的最佳手术治疗方案之一。

（2）根治性肾切除术：目的是切除包括肾周脂肪组织在内的整个肾。这种手术通常

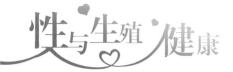

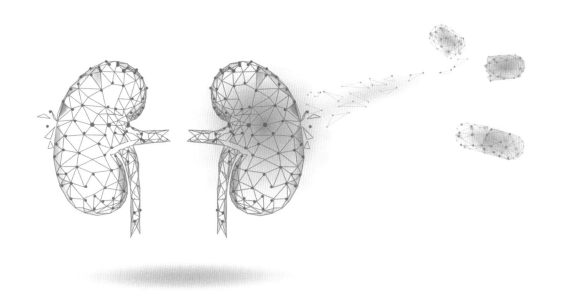

在无法进行肾部分切除术时采取。大部分患者可以靠一个有功能的肾存活。

（3）转移性肾癌：放疗和化疗不起作用，治疗通常会用到靶向治疗和免疫抑制剂治疗。常用到的治疗肾癌的靶向治疗药物包括舒尼替尼、帕唑帕尼、阿西替尼、索拉非尼、贝伐单抗、坦西莫司和依维莫司。常用到的治疗肾癌的免疫抑制剂药物包括替雷利珠单抗、派姆单抗、纳武单抗和伊匹单抗等。

（四）随访

肾细胞癌术后随访的目的是尽早发现术后并发症，监测肾功能、局部复发、对侧肾的复发和转移病灶的发生发展。手术切除后，20% ～ 30% 的患者会复发。肺转移是最常见的远处复发，发生于 50% ～ 60% 的患者。术后复发大多数发生在 3 年内，但超过 5 年的复发也有报道。

第三节　膀胱癌

膀胱癌指发生在膀胱黏膜上的恶性肿瘤，是泌尿系统最常见的恶性肿瘤，也是全身十大常见肿瘤之一。膀胱癌发病率居我国泌尿生殖系肿瘤发病率的第一位，而在西方其发病率仅次于前列腺癌，居第 2 位。膀胱癌可发生于任何年龄，甚至发生于儿童。其发病率随年龄增长而增加，高发年龄 50 ～ 70 岁。男性膀胱癌发病率为女性的 3 ～ 4 倍。

（一）危险因素

几乎一半的膀胱癌病例都有吸烟史，因烟草中含有许多致癌物质。另一危险因素是职业接触有害化学品，包括油漆、染料、金属以及石油。某些寄生虫病如血吸虫病和膀胱结石合并慢性尿路感染也会增加患膀胱癌的风险。

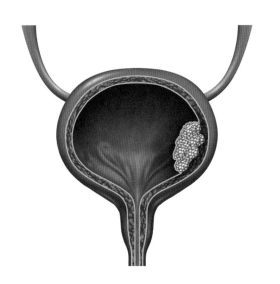

（二）症状与体征

血尿是膀胱肿瘤最常见的症状。局限于膀胱黏膜的肿瘤通常不会引起膀胱疼痛，也较少出现下尿路症状（尿频、尿急）。如果出现了尿路刺激症状如尿痛或尿频，需怀疑恶性肿瘤存在。当肿瘤发展到晚期时，可能会出现盆腔疼痛、腹部疼痛、体重减轻或者下腹部坠胀感等症状。

（三）诊治要点

1. 诊断

（1）尿液检查：通常指尿常规检查和尿脱落细胞学检查，也可检查尿液中的膀胱癌生物标志物。

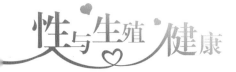

（2）超声：当膀胱充盈时可以看到直径大于 5 ～ 10 mm 的肿块。超声不能检测非常小的或者浅表的膀胱肿瘤，如原位癌（CIS）。

（3）膀胱镜：行膀胱镜检查并获得组织病理是诊断膀胱癌的主要检查手段。

（4）MRI/CT 尿路造影：提供关于肾或输尿管有无肿瘤以及淋巴结状况和腹部脏器的信息。

2. 治疗

（1）经尿道膀胱肿瘤电切术（TURBT）：对膀胱肿瘤进行电切，正确和彻底地切除肿瘤对于良好的预后至关重要。

（2）根治性膀胱切除术：是肌层浸润性膀胱癌的主要治疗方法。

（3）放疗：是保留膀胱治疗的一种选择。单纯放疗的效果比膀胱切除术的效果差。

（4）化疗：不推荐化疗作为膀胱癌的单独治疗方法。

（四）随访及预防

约 70% 的膀胱癌患者经尿道电切术后复发，术后膀胱内灌注卡介苗或化疗药治疗可使复发率降为 25% ～ 40%。常用的灌注化疗药物有丝裂霉素、阿霉素、噻替派、羟喜树碱等。浸润性膀胱癌患者行全膀胱切除术后 5 年生存率为 60% ～ 70%。减少环境和职业暴露可能会降低发生尿路上皮癌的危险。

第四节　阴茎癌

阴茎癌是起源于阴茎包皮或者龟头上皮的恶性肿瘤，是罕见的癌症。在欧美国家，阴茎癌占所有男性恶性肿瘤的 0.4% ~ 0.6%。在亚洲发展中国家，阴茎癌的发病率比欧美国家略高。在中国，阴茎癌的发病率并不均衡。阴茎癌好发于老年男性，其高发年龄段是60 ~ 70 岁，但阴茎癌在年轻男性中也并不罕见。

（一）危险因素

很多阴茎癌的患者都有包茎或包皮过长的病史。有行割礼（包皮环切术）习俗的国家和地区的阴茎癌发病率非常低。在 1/3 患有阴茎癌的男性中发现了人乳头瘤病毒 HPV16 和HPV18 亚型，但 HPV 与阴茎癌发生的关系尚未确定。阴茎长期慢性感染者、性伴侣较多者罹患阴茎癌的风险也会增加。吸烟也是阴茎癌发生的危险因素之一。一些物理化学影响如治疗皮肤病的紫外线照射也被认为与阴茎癌的发病有关。

（二）症状特点

阴茎癌通常发生在包皮或龟头的皮肤上，就像普通的皮肤湿疹或者炎症，但通常经久不愈，并且可以长时间疼痛或者瘙痒。有时候触碰引起出血，或者有非常难闻的气味。包茎患者可能会出现龟头部形态变化。阴茎癌患者常延误就医，其中 15% ~ 50% 的患者发病至诊断的时间超过 1 年。阴茎上的病变除了阴茎癌以外，其余多数是性传播疾病，所以不管是阴茎癌还是性传播疾病都需要及时尽早治疗，否则都会导致比较严重的后果。

晚期阴茎癌患者可能出现腹股沟淋巴结肿大，还可能会有疲乏、消瘦和腹痛等症状。

（三）诊治要点

1.诊断

确诊该病需要取病变处组织做病理学检查。90% 的阴茎癌属于鳞状细胞癌，阴茎癌也有肉瘤、黑色素瘤和基底细胞癌等多种类型。阴茎癌的预后主要取决于癌症的分期分级。

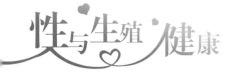

2. 治疗

阴茎癌的治疗包括切除原发的阴茎肿瘤以及对淋巴结、远处转移肿瘤的处理。

原位癌的处理原则是尽量保持阴茎的正常形态和功能，包含多种治疗选择：使用化疗药物乳膏涂抹于肿瘤局部治疗肿瘤；使用激光、冷冻、包皮环切术治疗阴茎局部的肿瘤；进行阴茎局部病变的切除，并重塑阴茎的外形。除手术治疗之外，还可以采用化疗和放疗。

（四）预后

多数阴茎癌恶性程度低，积极治疗预后良好。早期阴茎癌患者手术后治愈率可达70%～80%，伴腹股沟淋巴结转移的阴茎癌患者治疗后5年生存率仅有20%～30%。如不治疗，患者一般在2年内死亡，无5年生存率。

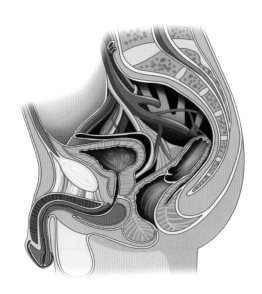

第五节　睾丸癌

睾丸癌是发生在睾丸的恶性肿瘤，有时会扩散到身体的其他部位。在我国睾丸癌的发病率为 1/10 万左右，占男性恶性肿瘤的 1%～2%、泌尿生殖系肿瘤的 3%～9%。近几十年来，睾丸癌发病率有所增加，特别是在工业化国家。睾丸癌发病率与种族有关，欧美发病率较高，而非洲及亚洲国家发病率较低。睾丸癌最常见的类型为生殖细胞肿瘤（GCT），病例约占 95%。睾丸生殖细胞肿瘤有两种主要类型：精原细胞瘤和非精原细胞瘤。精原细胞瘤总体危害性较低，而非精原细胞瘤有可能快速生长和转移。诊断时，1%～2% 的病例为双侧。

睾丸癌好发年龄为 18～35 岁。非精原细胞瘤和混合性生殖细胞肿瘤的发病高峰期是 30 岁左右。纯精原细胞瘤可以在任何年龄的男性中发生，发病高峰是 40 岁左右。

（一）危险因素

睾丸癌的主要危险因素包括隐睾症，尿道下裂，少、弱精症者，睾丸发育异常，家族史（父亲或兄弟患有睾丸癌），白种人等。

（二）症状特点

患者可能会触及睾丸某一部分的无痛性肿块或硬结，约 20%～27% 患者可能会感到阴囊坠胀或疼痛；约 11% 的睾丸癌患者出现腰背部疼痛；约 10% 左右患者出现远处转移的相关表现，如腹部包块、颈部包块、咳嗽或呼吸困难等呼吸系统症状，食欲缺乏、恶心、呕吐和消化道出血等胃肠功能异常，骨痛，外周神经系统异常，以及单侧或双侧下肢水肿；约 7% 睾丸癌患者出现男性女乳症。

（三）诊治要点

1. 诊断

为了明确睾丸癌的诊断，医生除了参考病史和体格检查外，还需要对患者进行相关辅助检查，主要包括血液检查、影像学检查和睾丸穿刺活检等。

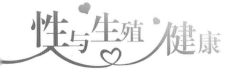

（1）血清肿瘤标志物检查：目前临床广泛应用的有甲胎蛋白（AFP）、人绒毛膜促性腺激素（HCG）和乳酸脱氢酶（LDH），其中 LDH 主要用于转移性睾丸癌患者的检查。

（2）影像学检查：超声检查是睾丸肿瘤的首选检查手段，其敏感性几乎可以达到 100%。

CT 检查是评估睾丸癌分期最敏感的方法。所有患者在行睾丸切除术前均建议行增强 CT 检查来进行临床分期。

阴囊磁共振成像（MRI）在睾丸癌的诊断上比超声具有更高的敏感性（100%）和特异性（95% ～ 100%）

（3）睾丸穿刺活检：怀疑对侧睾丸存在原位癌时，医生会推荐对侧睾丸行穿刺活检予以明确，但这一检查并非适合所有人群。

2. 治疗

睾丸癌治疗方案根据肿瘤组织类型和分期制订，包括单独行手术治疗、放射治疗和化学治疗或组合数种治疗方法的综合治疗。一旦确定为睾丸肿瘤，均应先行根治性睾丸切除术，之后根据病理结果决定后续治疗方案。其基本手术方式为睾丸切除术和腹膜后淋巴清扫术。放射治疗对精原细胞瘤极为敏感，胚胎癌和恶性畸胎瘤对放射线的敏感度较低，绒毛膜上皮癌对放射线极不敏感。

（四）随访

随访原则上包括观察肿瘤治疗效果和并发症两个方面。应进行临床体格检查、血清肿瘤标志物（AFP、HCG、LDH）和影像学检查（胸部 X 线、腹部、盆腔 CT 或 MRI）。随访持续至少 5 年。

（陈明　卢凯）

参考文献

[1] 孙颖浩，黄健. 中国泌尿外科和男科疾病诊断治疗指南（2019 版）[M]. 北京：科学出版社，2020.
[2] 孙颖浩. 吴阶平泌尿外科学 [M]. 北京：人民卫生出版社，2019.
[3] 徐瑞华，李进，马军，等. 中国临床肿瘤学会（CSCO）常见恶性肿瘤诊疗指南 2022[M]. 北京：人民卫生出版社，2022.

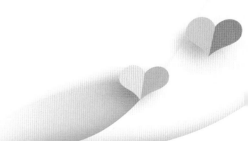

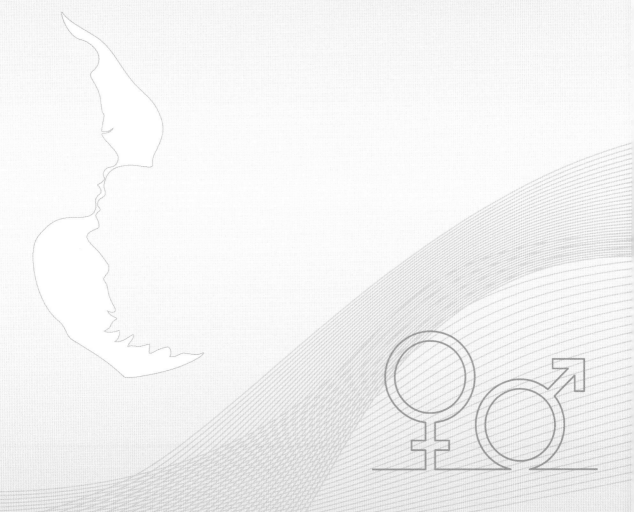

第9章

性传播疾病的防治

第一节 概　述

一、流行病学

性传播疾病（STDs）也称为性传播感染（STI），通常通过性活动（主要是阴道性交、肛交和口交）传播。常见的性传播疾病包括淋病、梅毒、尖锐湿疣、生殖器疱疹、沙眼衣原体感染、支原体感染和艾滋病（AIDS）等。孕妇感染性传播疾病可传播给胎儿、婴儿，导致婴儿不良结局。此外性传播疾病感染可导致不孕。STDs 其他感染方式还有接触受污染的组织、血液，母乳喂养等。

预防性传播感染的最有效方法是进行安全的性行为，如使用避孕套、减少性伴侣数量及固定性伴侣。大多数性传播疾病如梅毒、淋病、衣原体感染和滴虫病等都是可以治愈的，而疱疹、HIV 感染／艾滋病和 HPV 感染则可能导致持续性的感染。HIV 感染／艾滋病主要通过无保护的性交传播，目前尚无根治的方法。就世界范围而言，STDs 的发病率在上升。我国的 STDs 感染状况也值得警醒，有必要加强全民教育和全面健康防护。

二、症状特点

STDs 感染后可能不会立即出现症状。在某些情况下，疾病可以在没有症状的情况下传播，这使得疾病传播的风险更大。在女性患者中，症状可能包括外阴阴道新生物和皮损、阴道分泌物异常、尿灼热感以及经间期出血等。男性患者的症状包括外生殖器疣、外阴部皮损、尿痛及尿道分泌物异常、睾丸肿胀或触痛等。淋病、衣原体感染和支原体感染等如果治疗不及时，可导致上泌尿系统感染以及盆腔炎性疾病（PID），PID 有可能导致不孕或使异位妊娠的风险增加。梅毒、艾滋病等症状恶化会累及全身多脏器。

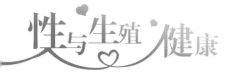

三、STDs 传播途径

许多性传播疾病更容易通过外阴、直肠、泌尿道的黏膜传播，当然也可经由口腔、喉咙、呼吸道和眼睛的黏膜感染。一些性传播感染（如 HIV 感染）可以在妊娠或哺乳期由母亲传播给胎儿。转移和接触体液（如：输血和其他血液制品、共享注射针头、针刺伤、共用文身针头和分娩等）是该类感染的其他传播途径。这些不同的传播途径使某些群体，如医务工作者、血友病患者和吸毒者的受感染风险增加。

四、STDs 诊治原则

早期识别和治疗可减少 STDs 传播的机会，并可能会改善治疗结局。

STDs 感染检测通常用于以下情形：作为诊断测试，以确定病原或感染原因；作为筛查试验，用于无症状人群的筛查；作为孕期的检查，及早干预以避免影响胎儿；作为胎儿出生后的检查，了解有无先天性感染；作为输血及器官移植前的检测；用于已知感染个体随访和追踪；作为性传播疾病流行病学监测的一部分。

五、预防措施

降低 STDs 风险的策略包括：接种疫苗，减少性伴侣数量抑或禁欲，为所有性活跃的青少年和风险较高的成年人提供行为咨询。

避免接触已感染者的体液和血液是预防感染 STDs 的最有效方法。正确使用避孕套可降低性活动期间感染 STDs 风险，但使用避孕套并不能完全阻断 STDs 感染。当有感染 STDs 风险时应积极寻求医疗救助，必要时施行阻断治疗。

第二节　梅　毒

一、流行病学

梅毒的病原微生物是梅毒螺旋体,于1905年由德国原生动物学家弗里茨·绍丁(Fritz Schaudinn)和皮肤科医生埃里希·霍夫曼(Erich Hoffmann)首次发现。梅毒的第一个有效治疗药物是砷凡纳明,它是1909年发明的一种含砷药物。青霉素于1928年被发现,青霉素治疗梅毒的有效性在1943年的试验中得到证实,并逐渐成为主要的治疗梅毒的药物。

自2000年以来,梅毒的发病率在美国、加拿大、澳大利亚和欧洲一直在上升,这可能与滥交、卖淫、避孕套使用减少以及男男性行为者不安全的性行为增加有关。它每年影响70万~160万妊娠女性,导致自然流产、死产和先天性梅毒。

梅毒如进行早期积极治疗很少导致并发症。如果不及时治疗,梅毒的死亡率为8%~58%,男性死亡率更高。梅毒的症状和体征取决于疾病所处的阶段。梅毒最常通过性活动传播,也可以在怀孕期间或出生时从母亲传播给婴儿,导致先天性梅毒。梅毒可以用抗生素有效治疗,大多数病例的首选抗生素是苄星青霉素。在治疗期间,患者可能会出现发热、头痛和肌肉疼痛,这种反应被称为赫氏反应(Jansch-Herxheimer reaction)。

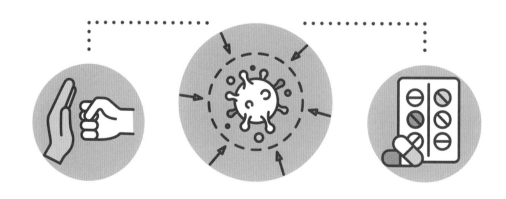

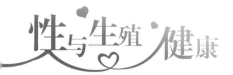

二、症状特点

梅毒病程包括一期、二期、三期和新生儿梅毒。一期梅毒常通过与感染者的直接性接触感染。接触后约 2～6 周感染部位出现皮肤病变，称为下疳，其中含有传染性螺旋体。下疳多表现为单一、坚硬、无痛、不发痒的皮肤溃疡。部分（约 40%）患者可能出现多个病变，当合并感染 HIV 时，患者更常表现为多个病变。男性下疳主要发生在冠状沟、龟头、包皮及其系带部位；女性多见于大小阴唇、阴唇系带、会阴及宫颈。淋巴结肿大经常（80%）发生在感染区域周围。如果不及时治疗，淋巴结肿大可持续 3～6 周。

二期梅毒发生在原发感染后约 4～10 周。虽然继发性疾病有许多不同的表现方式，但症状最常涉及皮肤、黏膜和淋巴结。躯干和四肢（包括手掌和脚底）可能会出现对称的红色或粉色非瘙痒性皮疹。皮疹可能变成斑丘疹或脓疱。所有这些病变都含有梅毒螺旋体，并且具有传染性。其他症状可能包括发热、咽痛、体重减轻、脱发和头痛，罕见的表现包括肝脏炎症、肾脏疾病、关节炎症、骨膜炎、视神经炎症、眼睛葡萄膜炎和间质性角膜炎。急性症状通常在 3～6 周后消退，约 25% 的人可能出现症状复发。

潜伏梅毒是指具有梅毒感染的血清学证据而没有临床症状，它发展于二期梅毒之后，分为早期潜伏梅毒和晚期潜伏梅毒两个阶段。梅毒潜伏期可持续多年，之后如果不进行治疗，大约 15%～40% 的人可能会患上三期梅毒。

三期梅毒即晚期梅毒，发生在初始感染后 1～46 年，平均为初始感染后 15 年。晚期梅毒包括三种不同的形式：良性晚期梅毒（15%）、晚期神经梅毒（6.5%）和心血管梅毒（10%）。三期梅毒没有传染性。三期梅毒的表现因不同器官发生损害而各异，包括影响皮肤、骨骼和肝脏，发生梅毒性主动脉炎，以梅毒性脑膜炎等形式发生神经梅毒，最终导致全身麻痹和脊髓麻痹。

先天性梅毒是在怀孕期间或分娩期间传播的梅毒。三分之二的梅毒婴儿出生时没有症状。初期的常见症状包括肝脾肿大（70%）、皮疹（70%）、发热（40%）、神经梅毒（20%）和肺部炎症（20%）。如果不治疗，晚期先天性梅毒可能表现为鞍鼻畸形等。怀孕期间的感染也与流产有关。

三、传播

梅毒主要通过性接触或母婴传播，也可以通过血液制品传播。共用针头的传播风险有限，普通握手等接触感染少见。

梅毒通常不会通过日常活动或共用马桶座圈、热水浴缸、餐具或衣服传播。因为梅毒螺旋体在体外很快死亡。

四、诊治要点

梅毒的诊断需根据病史、临床表现及实验室检测三者结合进行。实验室检测包括梅毒螺旋体检查、梅毒血清学试验和脑脊液检查。

无并发症梅毒（原发期或继发期）的一线治疗仍然是单剂肌内注射苄星青霉素。对青霉素过敏者替代选择多西环素和四环素。建议接受治疗者避免性行为，直到梅毒相关的溃疡愈合。

对于晚期神经梅毒，可给予大剂量静脉注射青霉素至少 10 d。在这个阶段的治疗仅限制疾病的进一步发展，但对已经发生的损害影响有限。

五、预防措施

梅毒的预防措施首先为避免不洁性生活，如有不安全的性接触史，应及时行梅毒血清检测，以便及时发现、及早治疗；同时注意培养良好的个人卫生习惯。如需接受注射、献血或输血等有创诊疗操作，应该在正规医疗机构由有资质的医护人员进行无菌操作。

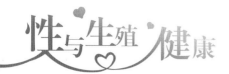

第三节 淋 病

一、 流行病学

公元前 200 年，希腊医生盖伦首次使用"淋病"这一名词。目前每年约有 3 300 万至 1.06 亿例新发淋病病例。淋病约感染 0.8% 的女性和 0.6% 的男性。

淋病患病率在非洲地区、美洲和西太平洋地区最高，在欧洲最低。2013 年，它导致约 3 200 人死亡。在美国，它是第二常见的细菌性传播感染，仅次于衣原体感染。

淋病是由淋病奈瑟球菌引起的化脓性感染，病变可累及生殖器官、口腔和 / 或直肠。许多患者感染初期没有临床表现。随着感染进展，男性患者可表现为尿痛、尿灼热感或睾丸疼痛；女性患者可表现为排尿灼热、阴道分泌物增多、经间期阴道出血或盆腔疼痛。淋病的并发症在女性患者中主要为盆腔炎性疾病，在男性患者中主要为附睾炎症。如果不积极治疗，淋病可发展成播散性淋球菌感染，累及全身，如关节腱鞘、心脏瓣膜、脑膜炎和肝炎。

淋病主要通过性传播，也可以母婴传播。诊断淋病主要通过男性的尿液、女性尿道或子宫颈取样。淋病主要通过使用避孕套预防。淋病通常使用抗生素进行治疗，如头孢曲松静脉注射和口服阿奇霉素。推荐在治疗 3 个月后复查。

二、症状特点

近一半感染淋病的女性患者无任何症状，另一半主要表现为阴道分泌物多、下腹痛或与子宫颈炎症相关的疼痛。如未经正规治疗，女性淋病可能引起盆腔炎性疾病等并发症，可导致不孕及异位妊娠。

大多数有症状的男性淋病患者都有尿道炎症表现，如尿痛、分泌物增多。排尿困难主要由尿道腔变窄和硬化引起。男性淋病最常见的并发症是附睾炎症，其次是前列腺和尿道的炎症。淋病也与前列腺癌风险增加有关。

其他淋病的并发症包括肝脏周围组织的炎症，手指、手腕、脚趾和脚踝的化脓性关节炎，淋菌性眼病及失明等。

妊娠期淋病可引起脓毒性流产，也可引起新生儿淋病、肺炎、败血症、淋菌性眼炎等，约1/3的胎儿通过未经系统治疗的母体产道感染淋病。

三、传播

人类是淋病奈瑟球菌唯一天然宿主。淋病感染治愈后仍可能因再次接触而出现反复感染。

淋病奈瑟球菌可通过接触感染者体液传播，如眼睛或者直肠暴露于淋病奈瑟球菌均可发生感染。淋病奈瑟球菌在体外存活时间短，体外通常在几分钟到几小时内死亡。

淋病的主要传播途径为性传播。男性与受感染女性的单次经阴道性行为的传播风险约为20%。女性与受感染男性的单次阴道性行为的传播风险为60%～80%。男男性行为者的传播风险更高，活动性男男性行为可能会感染，而被动性男男性行为可能会引起肛门及直肠淋病。母亲可能会在分娩时将淋病传播给新生儿，可引起新生儿淋球菌性眼病。

四、诊治特点

传统的淋病诊断需要通过革兰氏染色和培养，目前更常用基于聚合酶链反应（PCR）的测试方法以筛查和诊断淋病感染。对初始治疗失败的患者，应进行淋球菌的培养和药敏试验。检测的样本可选择感染者的尿液、尿道拭子或宫颈/阴道拭子等样本。

对于可能有播散性淋球菌感染的患者，应培养所有可能的黏膜部位（如咽部、子宫颈、尿道、直肠），还应进行血培养。在化脓性关节炎的情况下，应收集关节液。

所有淋病检测呈阳性的人都应接受其他性传播疾病检测，如衣原体感染、梅毒和HIV感染等。研究发现，在患有淋病的年轻人中，衣原体的合并感染率为46%～54%。淋病感染者传播HIV的风险增加了5倍。

淋病确诊后应积极治疗。如果不及时治疗，淋病可能会持续数周或数月，这种情况下发生并发症的风险更高。

如已被诊断并正在治疗淋病，应避免与他人发生性接触，直至全部治疗结束后一周。

抗生素可用于治疗淋病感染。常用的抗生素治疗方式如注射头孢曲松和口服阿奇霉素。然而，由于抗生素耐药率的上升，在决定治疗时必须考虑药物敏感性的问题。

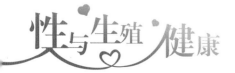

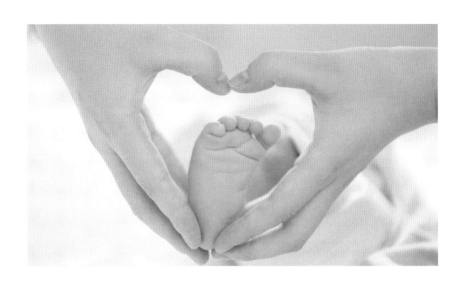

　　成年人的眼睛可能感染淋病，感染及治疗期间需要适当注意个人卫生和药物的使用。对于淋病感染者分娩的新生儿，推荐将使用红霉素软膏作为淋球菌性婴儿结膜炎的预防措施。

五、预防措施

　　与大多数 STDs 一样，正确使用避孕套可以显著降低淋病感染风险；鼓励既往感染的患者常规进行随访，随访方式可使用电话、电子邮件和短信等；顺产的新生儿可以在眼部涂抹红霉素软膏，以防止因淋病感染导致失明；建议对妊娠（或备孕期）具有性传播疾病高风险的女性进行淋病筛查。

第四节　尖锐湿疣

一、流行病学

尖锐湿疣又称生殖道疣，是由某些类型的人乳头瘤病毒（HPV）引起的性传播感染。大约80%生殖器HPV感染者年龄在17～33岁之间。

尖锐湿疣通常出现于暴露后1～8个月，外观呈粉红色，从皮肤表面伸出。通常其很少引起症状，但偶尔会引起疼痛，是最容易识别的生殖器HPV感染的症状之一。

HPV6型和HPV11型是生殖器疣的主要病因。这些HPV的型别与导致宫颈癌的HPV型别不同，后者往往被称为高危型HPV，如HPV16、HPV18等。虽然90%的HPV感染可在感染后2年内被身体清除，但受感染的细胞有可能经历潜伏期。而潜伏性的HPV感染即使没有外在症状，发生无保护的性行为时仍有70%的可能传播给性伴侣。

生殖器疣通过直接的皮肤间的接触传播，通常通过与受感染者发生生殖器接触后传播。母亲肛门或生殖器疣也可能导致经阴道分娩的新生儿感染。生殖器疣有时也可能经由身体的其他部位接触感染，如手接触到感染者后，再经手的传播感染生殖器。共用泳衣、内衣或浴巾等非性接触也可能会传播HPV感染。

尖锐湿疣的诊断通常基于症状，确诊需要通过活检病理学检查。

一些HPV疫苗可以预防生殖器疣，使用避孕套也可以起到预防作用。治疗的药物选择包括鬼臼毒素、咪喹莫特和三氯乙酸等乳膏。冷冻疗法或手术也是一种选择。治疗后疣通常在6个月内消退，约1/3的尖锐湿疣也可能自行消退。

二、症状特点

尖锐湿疣可在肛门或生殖器区域的任何地方出现，并且经常出现在体表皮肤或黏膜表面，如阴道、阴囊或大阴唇、尿道开口、阴道内、子宫颈或肛门。

尖锐湿疣的直径可以小到1～5 mm，但也可以在生殖器或肛门区域生长或扩散成大块。在某些情况下，它们看起来像小茎，质地柔软或稍硬，颜色可变，表面偶有出血。

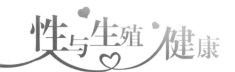

大多数情况下，除了疣本身之外，HPV 感染一般没有症状，或仅表现为局部瘙痒、发红或不适，但生殖器疣暴发往往会引起心理困扰，如焦虑。

三、诊治特点

生殖器疣的诊断通常视诊即可完成，但在某些情况下需要通过活检确诊。组织病理学上生殖器疣表现为：真皮扩张，特征性地凸出皮肤表面，具有角化过度症和 HPV 感染特征性的细胞核变化。

HPV-DNA 及分型可用于尖锐湿疣及 HPV 感染诊断。

尖锐湿疣常用的治疗方法是去除可见的疣。所有治疗都可能导致脱色、瘙痒、疼痛或疤痕。去除可见疣并不能减少潜在 HPV 感染的传播风险，约 80% 的 HPV 感染患者在疣去除后 18 个月内 HPV 感染会消除。

方法包括物理消融治疗和局部药物治疗。物理消融疗法被认为在初始去除疣时更有效，但与所有疗法一样，该治疗方式复发率较高。

在局部麻醉下行局部的疣切除或电切除是非常有效的。液氮冷冻手术是有效且经济的方式，对怀孕期的患者去除疣具有较好的安全性，且通常不会留下疤痕。其他一些治疗方法如激光烧灼手术也被认为是有效的治疗方式。

对于更大或更广泛的疣、肛内疣或儿童疣，可能需要由专科医生在全身麻醉或脊髓麻醉下进行手术。

局部药物治疗方法：0.15% ～ 0.5% 鬼臼毒素凝胶或异维 A 酸乳膏局部用药；咪喹莫特乳膏引起的局部刺激少，但可能导致真菌感染和流感样症状；目前使用的干扰素也包括较多品类，但费用较高，效果尚不确切。

鬼臼毒素和异维 A 酸禁止在怀孕期间使用，因它们可能导致出生缺陷。

四、预防措施

针对低危 HPV6、HPV11 型别的 HPV 疫苗可预防相关 HPV 的感染，并预防 HPV6 型和 HPV11 型引起的生殖器疣。需要注意的是，疫苗是预防性的，而非治疗性的，且必须在暴露于病毒前注射疫苗才能有效。因此接种 HPV 疫苗最好在性活动开始之前，最早可在 9 岁时接种。

第五节　艾滋病（获得性免疫缺陷综合征）

一、流行病学

获得性免疫缺陷综合征（AIDS，艾滋病）是由 HIV 感染引起的一系列疾病。HIV 是一种逆转录病毒，在最初的感染时，感染者可能不会表现出任何症状，或可能仅表现短暂的流感样症状。其后的一段时间内患者可能没有症状。如感染继续进展，HIV 会逐步干扰免疫系统，增加发生常见感染（如结核病）以及其他机会性感染的风险。这些晚期感染症状被称为获得性免疫缺陷综合征（艾滋病）。

HIV 感染 / 艾滋病是一种全球流行病，该疾病受到国际医疗界和社会极大的关注。截至 2016 年，全球约有 3 670 万人感染 HIV，当年新感染者人数约为 180 万，约 50% 以上的感染人口是女性，210 万是儿童。2019 年，全球约有 3 800 万人感染 HIV，其中有 2 060 万人生活在非洲东部和南部，当年有 69 万人死亡。北非和中东（0.1% 或更低）、东亚（0.1%）、西欧和中欧（0.2%）的艾滋病感染率最低。截止到 2019 年，该疾病已在全球造成约 3 270 万人死亡。

关于艾滋病的第一条新闻报道出现在 1981 年 5 月 18 日的同性恋报纸《纽约原住民》上。艾滋病于 1981 年 6 月 5 日首次被临床报告，美国 5 例病例。最初的病例是一群注射毒品且免疫力不明原因受损的男同性恋者，他们表现出肺孢子菌肺炎（PCP）的症状。此后不久，更多的报道揭示男同性恋者患上了罕见的皮肤癌——卡波西肉瘤（KS）。这些感染及肿瘤均为罕见的机会性感染及疾病，一般发生在免疫系统明显受损的人群中。到 1982 年 9 月，医学界开始将这种疾病称为艾滋病。中国于 1985 年发现第一例艾滋病病例。

HIV 主要通过无保护措施的性行为（包括肛交）、受污染的输血、皮下注射针头及母婴传播。需要注意的是，一些体液如唾液、汗水和眼泪的接触不会传播病毒。所以，接吻、握手、拥抱并不是艾滋病的传播途径。

预防 HIV 感染的方法包括进行安全性行为、避免输血及针头感染、治疗感染者及暴露前和暴露后预防。婴儿的感染通常可以通过给予母亲和胎儿抗反转录病毒药物来预防。一经诊断为 HIV 感染，建议立即进行治疗。目前没有治愈艾滋病的有效方法或疫苗，然而抗反转录病毒治疗可以减缓疾病进展，使感染者接近或达到其正常的预期寿命。

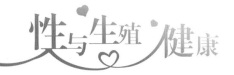

二、症状特点

HIV 感染有三个主要阶段：急性感染期、临床潜伏期和艾滋病期。

急性感染期：HIV 感染后的初始期，表现为原发 HIV 或急性逆转录病毒综合征。约 40%～90% 的感染者在暴露后 2～4 周仅表现为流感症状或单核细胞增多症，其他感染者则没有明显的症状。感染后可能的症状一般持续 1～2 周，可表现为发热、淋巴结肿大及压痛、咽炎、皮疹、头痛、疲倦、口腔溃疡或生殖器溃疡。其中皮疹发生在 20%～50% 的病例中，表现为躯干部位的斑丘疹。部分患者可能会出现胃肠道症状，如呕吐、腹泻；少数患者在这个阶段也会发展为机会性感染、周围神经病变或吉兰 - 巴雷综合征的神经系统症状等。

临床潜伏期：最初的症状之后是就会进入临床潜伏期，或称为无症状 HIV 阶段或慢性 HIV 阶段。如果不进行治疗，这一阶段可持续约 3～20 年，平均约 8 年。在这个阶段结束时，许多人会表现为发热、体重减轻、胃肠道症状和肌肉酸痛，50%～70% 的患者还会出现不明原因的、持续的全身性淋巴结肿大。

艾滋病期：表现为 CD4$^+$T 细胞计数低于 200 个 / μl 或发生与 HIV 相关的特定机会性感染，即由通常被免疫系统控制的细菌、病毒、真菌和寄生虫引起的感染，且这些感染可能影响几乎所有的系统。最常见的初发疾病是肺孢子菌肺炎（40%）、消瘦综合征及恶病质（20%）及食管念珠菌病。其他常见体征包括反复呼吸道感染。

艾滋病患者患各种病毒性癌症，包括卡波西肉瘤、伯基特淋巴瘤、原发性中枢神经系统淋巴瘤和宫颈癌的风险也明显增加。卡波西肉瘤是最常见的癌症，发生在 10%～20% 的 HIV 感染者中；第二常见的是淋巴瘤，是近 16% 的艾滋病患者死亡的原因，也是 3%～4% 的艾滋病病例感染的初始征兆。此外，艾滋病患者也经常出现全身症状，如长时间发热、盗汗、淋巴结肿大、发冷、虚弱和不明原因的体重减轻、腹泻等。

三、传　播

HIV 主要通过三种途径传播：性接触、血液传播，以及在怀孕、分娩或哺乳期间由母亲传给孩子（垂直传播）。

在全球范围内，最常见的 HIV 传播方式是通过异性之间的性接触传播。在存在许多性传播感染和生殖器溃疡的情况下，艾滋病传播风险增加。生殖器溃疡可使艾滋病的感染风险增加约 5 倍。感染者的病毒载量也是性传播和母婴传播的重要危险因素。

HIV 传播的第二常见方式是血液传播。血源性传播可以经由静脉注射毒品、针刺伤、输注受污染的血液或血液制品、共用医用注射针头、侵入性手术、辅助分娩和牙科护理等进行。从理论上讲，给予或接受文身、身体穿孔艺术等的人均有感染风险，但没有确诊病例的记录。蚊子或其他昆虫不可能传播 HIV。

HIV 可以在怀孕期间、分娩期间或通过母乳从母亲传播给孩子，导致婴儿感染 HIV。垂直传播约占儿童 HIV 感染的 90%。如未进行治疗，出生前或分娩期间传播 HIV 的风险约为 20%，母乳喂养传播 HIV 的风险约为 35%，但规范的治疗可以将这种风险降低到 5% 以下。母亲或婴儿服用抗逆转录病毒药物可降低母乳喂养者传播 HIV 的风险。

HIV 主要感染人体免疫系统，如 $CD4^+T$ 细胞、巨噬细胞和树突状细胞。HIV 病毒进入体内后，在一段时间内快速复制，导致外周血中病毒含量很高。在原发感染期间，HIV 的水平可能达到每毫升血液中有几百万病毒颗粒。随着 HIV 感染进入潜伏期，$CD4^+T$ 细胞计数有所恢复，病毒水平亦在达到峰值后逐渐下降。经过一段时间后，$CD4^+T$ 细胞数量不断下降。最终，HIV 通过消耗 $CD4^+T$ 细胞引起艾滋病，并出现机会性感染。

HIV-1 和 HIV-2 是最初发现的 HIV 病毒。HIV-1 毒性更强，更具传染性，是全球大多数 HIV 感染的原因；与 HIV-1 相比，HIV-2 的传染性较低。HIV-2 的传播能力相对较差，感染人群分布局限于西非。

四、诊治要点

艾滋病的诊断应结合临床表现和实验室检查等综合分析，慎重做出诊断。诊断主要基于 HIV 抗体阳性，结合近期内有无流行病学史和临床表现。研究显示 80% 左右的 HIV 感染者感染后 6 周初筛试验可检出抗体，几乎所有的感染者 12 周后可检出抗体，只有极少数患者在感染后 3 个月内或 6 个月后才检出 HIV 抗体阳性。对于艾滋病期的患者，除了 HIV 抗体阳性，还可结合有无特定机会性感染及肿瘤进行诊断。

迄今为止尚无治愈 HIV 感染的方法，亦无有效的 HIV 疫苗。目前，HIV 感染的主要治疗方式是综合疗法，包括使用抗逆转录病毒药物抑制体内病毒的数量，延缓感染进展，进行肿瘤治疗和对症治疗以延长感染者的生命，也有中医中药治疗的报道。

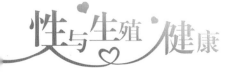

五、 预防措施

长期使用避孕套可将 HIV 病毒的传播风险降低约 80%。如一对夫妇持续使用避孕套，其中一人被感染时，HIV 感染率每年不到 1%。有证据表明，女用避孕套可以提供同等程度的保护。

在暴露于 HIV 阳性血液或分泌物后 48 ～ 72 h 内可给予抗逆转录病毒药物治疗，称为暴露后预防。研究显示，使用单一药物齐多夫定可将针刺伤后 HIV 感染的风险降低 80%。对于遭受性暴力者的 HIV 预防，当已知施暴者为 HIV 阳性时，建议在遭受性侵犯后进行暴露后预防治疗。

预防 HIV 母婴传播的计划可以将传播率降低 92% ～ 99%。主要措施包括在怀孕期间和婴儿出生后组合使用抗病毒药物，鼓励进行人工喂养。如果进行纯母乳喂养，向婴儿提供长期抗逆转录病毒预防可降低传播风险。

（丁波）

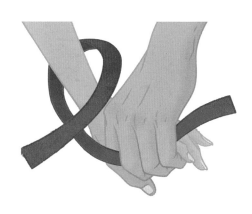

参考文献

[1] WORKOWSKI K A, BOLAN G A, CDC. Sexually transmitted diseases treatment guidelines, 2015[J]. MMWR Recomm Rep, 2015, 64：RR3.

[2] BARROW R Y, AHMED F, BOLAN G A, et al. Recommendations for providing quality sexually transmitted diseases clinical services, 2020[J]. MMWR Recomm Rep, 2020, 68：RR5.

[3] HENDERSON J T, SENGER C A, HENNINGER M, et al. Behavioral counseling interventions to prevent sexually transmitted infections: updated evidence report and systematic review for the US Preventive Services Task Force[J]. JAMA, 2020, 324：682‑699.

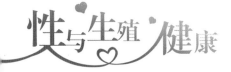

第10章

性健康和保健

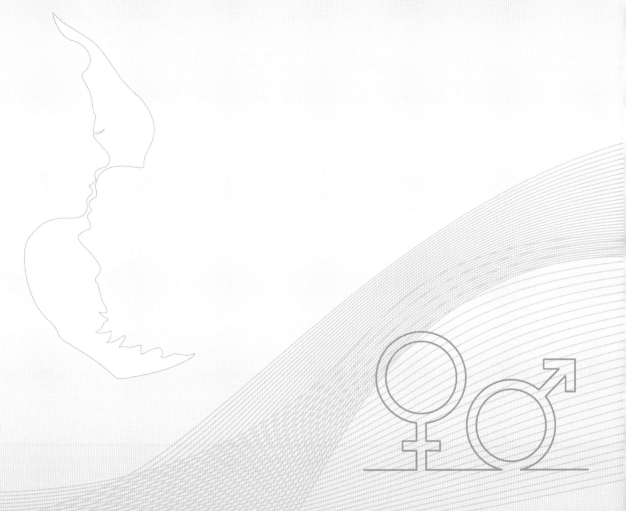

第一节　两性性行为差异

两性性行为差异指两性因生理、心理、身体结构上的差异，在性行为上有不同的表现，是男女两性在具体的性行为方式上所存在的差异。

一、性反应差异

1. 性敏感区差异

人体经历性刺激之后，容易诱发性兴奋的部位，称为性敏感区。男性与女性的性敏感区有极大的差异。

（1）男性：性敏感区比较集中在阴茎及其附近，尤其是阴茎头、阴茎颈最敏感，此外口唇、舌尖也较敏感。

（2）女性：性敏感区分布比较广泛，几乎遍及全身。特别敏感的性敏感区有阴蒂、阴道口、阴唇、大腿内侧，此外臀部、乳房（尤其是乳头）、唇与舌、脸颊也很敏感；耳、颈项、腋下也是性敏感区，但以阴蒂部位最敏感，因该处神经末梢多。

2. 性欲启动差异

（1）男性：绝大多数男性的性欲强烈，性欲启动快且容易被激发，发展相当迅速，要求性交迫切。

（2）女性：绝大多数女性的性欲较男性弱，性欲启动慢且不容易被激发，进展明显缓慢。

3. 性兴奋差异

性兴奋是指交配前的生理准备。人类的性兴奋与其他哺乳动物相似，互相之间通过（语音、文字、图画、目光、气味、形态、肢体等）挑逗、触摸、爱抚、亲吻等前戏，呈现身体亢奋的生理反应，是性交前的一种生理与心理上的准备过程，如一盘棋的开局布子的必然经过。

（1）男性：男性往往比较容易忽略此类行为，更加重视目的性行为；其次，男性一般能先于女方较快速和急剧地达到性兴奋。

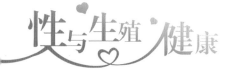

（2）女性：相对于男性，女性更喜欢亲热的言语，甚至情话比性生活本身还更有助于她们得到性满足；此外，女性一般需要较长的时间来摆脱性兴奋产生前的心理抑制。

4. 性高潮差异

（1）男性：大部分性高潮以射精为表现，射精时间短暂，约只有 3～10 s。射精过后性高潮结束，此时阴茎会逐渐脱离勃起状态，称为疲软期。

（2）女性：性高潮多由阴蒂持续刺激产生，通常会有一些生理表现：① 阴蒂胀大突出，随高潮跳动；② 阴道的括约肌会间歇式收缩；③ 阴道分泌物增加。女性在高潮过后，并不像男性一样马上从高潮的状态消退，往往仍陶醉在其中，这称为"余韵"。著名性学家弗洛伊德曾把女性性高潮分为阴蒂高潮和阴道高潮两种，有 50% 的女性能通过阴蒂刺激获得真正的快感。性生活中，如果通过阴道刺激体会不到性快感，那么阴蒂刺激对于女性来说就更为重要了。

二、其他性行为差异

1. 自慰

自慰行为主要集中在各种方式对性器官的直接或间接刺激，最终达到高潮／射精的过程，主要包括直接用手来操作的自慰（手淫），或者采用器械来"助性"。无论男性还是女性，自慰的方式都是以对生殖器官的直接刺激而达到高潮和性满足。

（1）男性：自慰行为往往比较单纯，几乎都是围绕阴茎进行的。

（2）女性：自慰方式则比较复杂，除了围绕阴道刺激展开的自慰行为外，还包括对外阴（大小阴唇、阴蒂）、乳房等部位的刺激。

各种自慰方式应该以不妨碍别人、不伤害自己为前提，对容易造成自身生殖器官感染等的部分异常方式，应该杜绝。

2. 性幻想

（1）男性：性幻想多以他们所期望但又无法进行的性活动为主要内容，男性性幻想多倾向于具体性动作，较女性更为直接。

（2）女性：多以自我杜撰的带有性色彩的爱情小说故事为主要内容。女性幻想的内容更加丰富，常包括拥抱、接吻等。

3. 性梦

性梦又称春梦，是指人与人在梦中谈情说爱，甚至发生两性关系，这是青春期性成熟后出现的正常的心理、生理现象。性梦的本质是一种潜意识活动，是人类正常的性思维之一，与道德品质没有任何关系。

（1）男性：青春期的男性性梦较女性更加频繁。性梦多与性生活、性行为有关，常伴有遗精现象，事后难以清晰描述。

（2）女性：未婚女性的性梦往往错落零乱，变化无常，很难有清晰的性梦；已婚的女性即使能做真正的、清晰的性梦，并伴有阴道黏液的分泌，也不能起到泄欲的作用。女性在醒后能够回忆起梦境的内容。

三、婚前性行为差异

婚恋观（views on marriage and love）是个体对于恋爱、婚姻相关问题的根本看法和基本态度，是人生观、价值观在婚恋问题的具体体现，属于道德意识的范畴，对个体、他人和社会都会带来深刻的影响。男女两性因生理、心理及身体结构上存在差异，或在婚恋中的地位不同，所以婚恋观也存在较大的差异，尤其表现为对婚前性行为态度的差异。

婚前性行为（premarital sex）是指没有配偶的异性或同性之间在未履行结婚登记手续的情况下发生的非单方面性行为。

婚前性行为的特点：① 双方自愿进行，不存在暴力逼迫；② 没有法律保证，不存在夫妻之间应有的义务和责任；③ 容易产生一些纠纷和严重后果。

值得注意的是，男性普遍认可自己的婚前性行为，但是对女方的婚前性行为却没有很高的接纳度。所以女生尽可能谨慎地选择发生婚前性行为，避免给自己的未来亲密关系带来难以预料的麻烦。

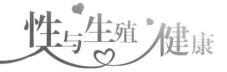

第二节　和谐的性生活

和谐的性生活是由合理的性动机、现实的性道德、科学的性知识、健康的身心状态和恰当的环境等因素构成的。夫妻性生活的和谐是双方共同构建的。互相开放、交流、理解和信赖，做到真正的平等，以达到互敬、互爱、互慰，共同分享快乐的境界。

一、和谐性生活的要素

1. 健康的身体及良好的精神状态（基本条件）

全身性疾病如糖尿病、心脑血管疾病、内分泌紊乱或神经系统病变等，可使男性出现性欲下降、勃起困难或射精过快不能控制等性功能障碍。女性可能不能产生性兴奋、难以到达性高潮或阴道干涩、性交痛等。心理因素如焦虑和压力过大会影响性功能的正常发挥。因此，平时要加强体育锻炼，合理调配膳食，积极治疗影响性功能的疾病，树立符合伦理的性观念，保持良好的精神状态。

2. 了解性生理、性心理及性知识

（1）性生理卫生是性生活和谐的保证

① 良好的生活习惯：营养均衡的饮食，科学起居习惯，适当运动远离烟酒和毒品。

② 性器官卫生：每次性生活之前，清洗双方外生殖器可预防两性泌尿生殖感染性疾病。性生活后，双方应及时排尿。

③ 性生活卫生：合理安排性生活，避免过劳或伤害，如月经期性生活易发感染。

（2）健康的性心理是和谐性生活的前提和基础

① 双方明确性生活是家庭生活不可缺少的组成部分。

② 要充分认识男女双方性反应的差异，充分了解女性性反应的特点，避免因误解而产生矛盾，也有助于提高女性性反应。

3. 伴侣情感（先决条件）

相互间爱慕和情感是伴侣间相互吸引的动力，也是性和谐的先决条件。

二、和谐性生活的影响因素

1. 环境适宜

适宜的环境包括排除外界干扰、维持安静、床铺舒适干净及富有情调的柔和光线等。

2. 双方自愿

伴侣间应该互相关心、互相体贴，在融洽关系的基础上共同营造温馨的情爱世界，性生活应该是双方自愿自发进行的。

3. 积极反馈与交流

正确、合理传递性行为的欲望和表达接受的信号是文明的表现，有益增进双方感情和加速性唤起。

4. 性爱抚及性温存

（1）性爱抚：性生活不仅仅是生理上的需要，更是双方心理上的需求，只有彼此达到心理上的和谐，双方才能真正体验到性生活的乐趣。

（2）性温存：性爱后温存是和谐美满性生活中不可缺少的一环，是性生活的完美满足。

三、和谐性生活的原则

（1）适当节制性欲，洁身自爱。

（2）相互忠实，不乱性。

（3）习惯使用安全套。

（4）科学护理性器官，预防各类疾病。

（5）定期体检，保护全身健康。

（6）事后互相反馈，积极交流，加深理解和配合。

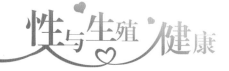

性与生殖健康

第三节　性生活保健

性卫生（sexual hygiene）指通过性卫生保健实现性健康和达到提高生活质量的目的。性卫生包括性生理卫生和性心理卫生。

一、性心理卫生保健

健康的性心理是健康性生活的基础和前提，首先要求双方认清性生活是人类心理和生理的正常需求和表现，也是同伴生活不可缺少的组成部分。其次，要充分认识男女双方性反应的差异，尊重双方的性权益。

二、性生理卫生保健

1. 良好的生活习惯：包括饮食、起居习惯，不酗酒，不吸烟，远离毒品。

2. 性器官卫生：女性外生殖器解剖结构特殊，较男性更容易被感染，性生活前后清洗可以减少感染的机会。

3. 性生活卫生：注意月经期、妊娠期、产褥期、哺乳期等特殊时期，合理安排性生活。有心、肺、肝、肾等重要脏器功能不全或有高血压、动脉硬化等疾病或需手术的患者，应在医生指导下避免不当性生活。

4. 避孕：恰当的避孕措施可以避免意外妊娠以及担心意外妊娠而引起的功能性或心理性性功能障碍。

5. 预防性传播疾病：应进行广泛的使用避孕套教育和包括艾滋病在内的各种性传播疾病自我防护的教育。

三、性健康教育

性健康教育（sexual health education）指有计划、有组织、有目标、有系统的性知识和性道德教育，其目的是向各年龄段人群普及性生理和性心理知识，建立对性的正确态度，确立科学的性观念，崇尚性道德，选择健康的性行为，预防性传播疾病和消除性犯罪。内容主要是性知识（sexual knowledge）教育。性医学知识包括男女生殖器解剖、生理，性行为特点，避孕，与性有关的疾病、性功能障碍、性传播疾病及其预防等；性心理知识包括男女性心理形成、发展和成熟，性欲和性反应的特点等；性道德知识包括恋爱和婚姻道德、男女平等、尊重女性等；性法学知识包括性犯罪防范等。性健康教育应从 0 岁开始。

青少年的性健康教育是性教育的关键阶段。要向青少年传授科学的性知识，纠正与性有关的认识和行为偏差，正确认识月经初潮、性欲和性冲动及手淫。要从青春期开始宣传避孕和性传播性疾病防治的知识，要帮助青少年认识和适应青春期的急剧身心变化，使他们能够正确、理智地对待"性待业期"出现的性问题和处理两性关系，用社会规范约束自己的性行为，做一个情操高尚、自律自爱的人。

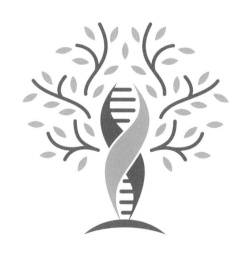

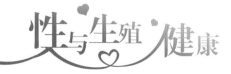

第四节　特殊时期的性生活

一、月经期性生活

1. 月经期

在月经期应避免进行性生活。若在经期同房，可能会带来下列问题。

（1）子宫内膜脱落的创面未愈合，造成子宫内膜炎或全身感染。

（2）血液是良好的细菌培养皿，经期同房易造成性伴侣双方交叉感染。

（3）经期同房易引起子宫收缩，造成子宫内膜异位症、继发性痛经及不孕。

（4）精子在子宫内膜破损处与溢出的白细胞相遇，甚至进入血液，可诱发精子抗体产生，从而导致免疫性不孕、不育症。

（5）女性生殖器充血，导致月经量增多，经期延长。

（6）月经和分泌物进入男子尿道，可能会引起尿道炎。

2. 月经结束后 2～3 d 内

由于月经期经血流出来，子宫颈口微微张开，月经刚结束，子宫颈口其实还没有完全闭合，这个时候进行性生活很容易将细菌带入子宫中。月经期子宫内膜脱落，也会形成很多细小的创口，月经刚结束，创口正处于修复阶段，这个时候进行性生活，感染概率会增加。

每个女性子宫内膜修复时间都是不同的，一般建议大家在月经结束 2～3 d 之后再恢复性生活。与此同时，大家也应该注意性生活的卫生和清洁。

二、蜜月期性生活

（1）夫妻在蜜月期间对性的渴求特别强烈，性交频率也极高，但因经验不足，往往较少获得性满足。

（2）蜜月期是夫妻性生活的磨合期，新婚夫妇通过实践慢慢总结经验，探索出双方可以接受并满意的性爱方式。

（3）在蜜月期应掌握好性生活的频率。建议新婚夫妇调整好身体状态和家庭安排后再生育，故蜜月期宜注意做好避孕措施。

三、妊娠期性生活

妊娠初期（前 12 周）的夫妻生活最需要小心谨慎。孕早期孕妇的性欲及性反应受到抑制，故此时期性生活次数应减少，有流产史或流产倾向者孕早期宜禁止性交。

妊娠中期（13～28 周）胎儿的发育进入相对稳定的时期，可适当进行性生活，但应避免压迫妊娠子宫，同时也要注意频率和节律；特殊情况如保胎、胎盘低置等，此时期应避免性生活。

妊娠晚期（29 周至临产前）孕妇体态发生了显著的变化，给活动带来许多不便，孕妇对性生活失去兴趣，最好不过性生活。妊娠末 4 周，性交可能引起胎膜炎，导致胎膜早破、早产及产后感染等危险，此时应禁止性生活。

四、产褥期性生活

从胎盘娩出至产妇全身各器官除乳腺外恢复至正常未孕状态所需的一段时期，称产褥期（puerperium）。此期产妇全身各个系统（除乳房）渐渐恢复到孕前状态，以生殖系统变化最为显著。

在产褥期不适宜过性生活。分娩后，子宫内膜需要修复，恶露没有排尽，如果这时同房，就会将男性外生殖器及女性会阴部细菌带入阴道，引起盆腔炎。同时，性生活的机械性刺激会使尚未恢复的盆腔脏器充血，降低对疾病的抵抗力，有引起严重感染的可能，甚至可能引起腹膜炎或败血症，影响产妇的身体健康。

（蔡云朗 吴迪）

参考文献

[1] 谢幸，孔北华，段涛．妇产科学 [M].9 版．北京：人民卫生出版社，2018.

[2] 国家卫生健康委员会．遏制艾滋病传播实施方案（2019—2022 年）[J]．中国病毒病杂志，2020，10（1）：47-50.

[3] 中华医学会妇产科分会感染性疾病协作组．阴道微生态评价的临床应用专家共识 [J]．中华妇产科杂志，2016，51（10）：721-723.

[4] MEISSNER V H, SCHROETER L, KHN F M, et al. Factors associated with low sexual desire in 45-year-old men: findings from the German male sex-study[J]. Sex Med, 2019, 16（7）：981-991.

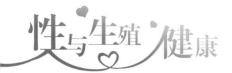

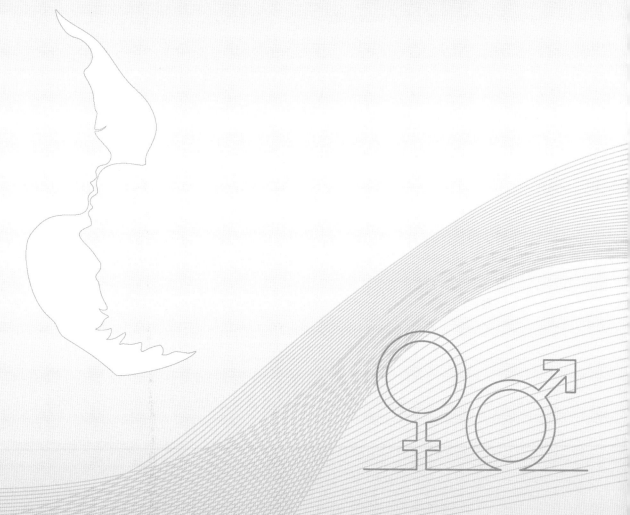

第11章

女性避孕

第一节 概　述

女性避孕历史可追溯至数千年前。

古埃及女性把蜜、苏打和鳄鱼粪混成一种黏稠的东西，在性交前放入阴道。古埃及人发明的金合欢树胶"阴道栓"具有杀精避孕之功效。此外，还有口服石榴籽进行避孕的方法。

古希腊妇科医生索拉努斯建议女性在经期避免同房，认为那是她们每月最容易怀孕的时候，还建议女性性交时屏住呼吸，事后通过打喷嚏避免精子进入子宫。

在10世纪的波斯，女性被告知在性交后向后跳7次或9次可把精子排出来，因为7和9是有魔力的数字。

在中世纪的欧洲，女性被建议在性交时把黄鼠狼的睾丸系在大腿上或挂在脖子上。

古代中国女性曾通过食用铅和水银以避免怀孕。公元前7世纪，唐代名医孙思邈在《千金方》中记录："油煎水银，一日方息，空心，服如枣大一丸。"但这些重金属对女性身体损害极大。

1914年，因母亲在50岁经历第18次怀孕时不幸去世，玛格丽特·桑格发起了节育运动，设立了美国节育联盟（美国计划生育联合会前身），资助生物学家格雷戈里·平克斯进行激素避孕药研究。1956年，平克斯和罗森克兰兹的研究配方——异炔诺酮－美雌醇片（Enovid）于1960年获得了FDA的批准，成为世界上第一批避孕药。现在，西方女性使用口服避孕药的比例高达30%～50%。全世界每天有1亿名以上的女性服用口服避孕药。

我国1960年开始研制避孕药，1963年成功研制出第一批甾体激素复方口服避孕药，之后逐渐出现长效口服避孕药及避孕针，由于长效避孕制剂中激素含量高，副作用大，现已渐趋淘汰。

甾体激素避孕药根据药物作用时间可分为短效、长效、速效和缓释类甾体激素避孕药等类型。按照给药途径可分为口服、注射、经皮肤、经阴道及经宫腔（宫内节育系统）甾体激素避孕药等类型。

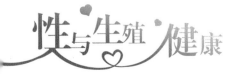

第二节 短效避孕

使用激素避孕（hormonal contraception）是短效避孕最主要的方式，是一种高效的避孕方法。

一、短效口服避孕药

短效口服避孕药需要女性每天在同一时间口服，产生避孕效果。有效性可以达到91% ～ 99%。其成分是雌激素和孕激素（见表 11-2-1）。

表 11-2-1　常用女性短效口服避孕药

名称	雌激素及其含量 /mg	孕激素及其含量 /mg	剂型
复方炔诺酮片（避孕片 1 号）	炔雌醇 0.035	炔诺酮 0.6	22 片 / 板
复方甲地孕酮片（避孕片 2 号）	炔雌醇 0.035	甲地孕酮 1.0	22 片 / 板
复方避孕片（0 号）	炔雌醇 0.035	炔诺酮 0.3 甲地孕酮 0.5	22 片 / 板
复方去氧孕烯片	炔雌醇 0.03	去氧孕烯 0.15	21 片 / 板
炔雌醇环丙孕酮片	炔雌醇 0.035	环丙孕酮 2.0	21 片 / 板
屈螺酮炔雌醇片	炔雌醇 0.03	屈螺酮 3.0	21 片 / 板
屈螺酮炔雌醇片 II	炔雌醇 0.02	屈螺酮 3.0	（24 + 4）片 / 板

1. 作用原理

① 抑制排卵：避孕药中的雌、孕激素通过影响下丘脑 - 垂体 - 卵巢轴抑制排卵；② 使宫颈黏液黏稠度增加，不利于精子穿透；③ 改变子宫内膜形态和功能，影响受精卵着床；④ 阻碍受精卵在输卵管内正常运动，干扰受精卵及时返回子宫腔着床。

2. 使用方法

复方炔诺酮片、复方甲地孕酮片，于月经第 5 天开始服用第 1 片，连续服药 22 d，停药 7 d 后服第 2 周期。

复方去氧孕烯片、屈螺酮炔雌醇片和炔雌醇环丙孕酮片，于月经第 1 天服药，连服 21 d，停药 7 d 后服用第 2 周期。

屈螺酮炔雌醇 II 内含 24 片活性药片和 4 片不含药的空白片，于月经第 1 天开始服用活性药片，服完 24 片后服空白片，服完 28 d 接着服下一周期。若有漏服应及早补服并警惕怀孕可能。如果漏服 2 片，补服后要同时加用其他避孕措施。漏服 3 片应停药，待出血后开始服用下一周期药物。

3. 副作用及处理

（1）类早孕反应：用药初期约 10% 女性出现食欲缺乏、恶心、呕吐、乏力、头晕等类似怀孕早期的反应，一般坚持服药数个周期后副作用自然消失。若症状严重需考虑更换制剂或停药改用其他避孕措施。

（2）不规则阴道流血：多数发生在漏服避孕药后，少数未漏服避孕药也会发生。

（3）闭经：偶尔发生于月经不规则女性，平时月经不规则的女性使用避孕药首先需要排除怀孕，停药 7 d 后可继续服药，如果连续停经 3 个月，需停药观察。

（4）体重及皮肤变化：新一代避孕药可减少水肿，不会增加体重，而且能改善皮肤痤疮。

（5）其他：个别女性服药后出现头痛、复视、乳房胀痛等。

4. 长期应用对机体的影响

（1）对机体代谢的影响：对糖代谢、脂代谢的影响与避孕药中雌、孕激素成分及剂量有关。新型口服避孕药因采用低剂量配方，维持了对脂代谢的正向影响，不良影响很少。

（2）对心血管系统和凝血功能影响：合成的雌、孕激素对凝血系统有一定的影响，使风险人群卒中、心肌梗死、血栓性疾病的发病率增加。存在心血管疾病发生潜在因素（如年龄较大、长期吸烟、有高血压等）的女性不宜长期使用短效口服避孕药。目前使用的低剂量甾体激素避孕药引发心血管疾病的风险明显降低。

（3）对肿瘤的影响：孕激素成分对子宫内膜有保护作用，可减小子宫内膜癌的发病概率。长期使用也可降低卵巢癌的发病风险。

（4）对子代的影响：目前低剂量甾体激素避孕药在停药后可立即备孕，即使应用中意外受孕，也未发现其对下一代生长与发育的影响。

5. 优点

复方短效口服避孕药如正确使用，有效率接近 100%；口服使用方便；不影响性体验，不用中断性行为；可以长期服用。

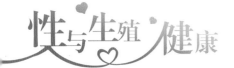

6. 禁忌证

下列情况不宜服用复方短效口服避孕药：① 严重心血管疾病、肝脏、肾脏、血栓性疾病，如高血压病、冠心病、静脉栓塞等；② 癌前病变、恶性肿瘤；③ 内分泌疾病如糖尿病、甲状腺功能亢进症；④ 哺乳期不宜使用复方口服避孕药；⑤ 年龄＞35 岁的吸烟妇女；⑥ 精神病患者；⑦ 反复发作的严重偏头痛的患者。

二、女用避孕套

女用避孕套是在性行为发生之前放置在女性阴道中的一种保护套。避孕有效率约为79% ～ 95%。女用避孕套和男用避孕套一样采用屏障避孕，通过使用润滑的保护套起到阻隔精子的作用。

1. 使用方法

在性行为开始之前放入阴道内。具体步骤为取出避孕套，找到封口一端的橡胶环（用于固定住避孕套在阴道内的位置），将橡胶环挤压在一起（图 11-2-1），然后像塞入卫生棉条一样将其插入阴道，直到盖住子宫颈，开口一端要留在阴道入口外约 2.5 cm。性行为结束后，抓住开口一端旋转数圈，然后慢慢拽出来且不要溢出任何东西。女用避孕套是一次性的，使用完后丢弃，禁止循环使用。

2. 优点

方便携带，不受药物影响，女性哺乳期可以使用，不含激素，可防止性传播疾病。

3. 缺点

需中断性行为，且需要练习来掌握使用方法，不如男用避孕套有效；使用不当会导致避孕失败；个别会引起刺激或过敏反应。

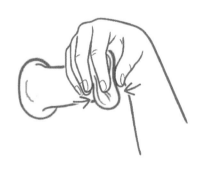

图 11-2-1　女用避孕套

三、阴道避孕环

缓释阴道避孕环（contraceptive vaginal ring）：以硅胶或柔韧塑料作为载体，内含激素的弹性阴道环，每天释放小剂量的激素来抑制女性排卵，避孕有效性为91%～99%。

激素通过阴道壁被吸收入血液循环而起到避孕效果。甲地孕酮硅胶环内含甲地孕酮200 mg 或 250 mg，每天释放 100 μg，一次放置，避孕 1 年，经期不需要取出。妊娠率为6/ 千名妇女。依托孕烯炔雌醇阴道避孕环内含依托孕烯 11.7 mg、炔雌醇 2.7 mg，于月经第 1 天放置，3 周后取出，停用 1 周后再放下一个环。

1. 使用方法

确定自己未怀孕，洗手后用食指和拇指挤压阴道避孕环，并将其推进体内直到阴道壁旁，确保它所处的位置不会造成不适（图 11-2-2）。

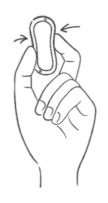
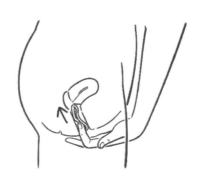

图 11-2-2　阴道避孕环使用步骤

2. 副作用

与其他单孕激素制剂基本相同。如果阴道避孕环掉出来并在体外停留的时间超过3 h，那么就要更换一个新的，同时要配合其他避孕方法（如使用避孕套），直到避孕环在体内放置时间已达连续 7 d。

3. 优点

高效、方便使用，不需要每天使用，不影响性体验，不用中断性行为。

4. 缺点

需要记录放入的周数；有可能使阴道不适以及引起刺激反应，会产生阴道分泌物；少

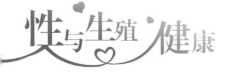

部分使用者出现使用激素后的副作用如头痛、经期紊乱等；无法防止 HIV 感染和其他性传播疾病。

四、避孕贴片

避孕贴片是一种贴在皮肤上释放激素的贴片，避孕效果为 91% ～ 99%。避孕贴片是不透明的，粘贴在皮肤上之后，通过皮肤向体内不断释放雌激素和孕激素来阻止排卵，并使宫颈黏液变稠来阻止精子接近卵子，从而实现避孕。

1. 使用方法

将避孕贴片的防粘层撕掉，直接贴于小腹、臀部、上臂或上背的皮肤（图 11-2），洗澡或游泳时不必取下，一周后换掉，重新贴上一片，连续 3 周，第 4 周不再贴避孕贴，同时月经应该从这一周开始，然后重复这一过程。如果在使用过程中贴片松动或脱落，应在 24 h 内补贴一片，如超过 24 h，应在未来 1 周内采用其他有效的避孕方法如使用避孕套。

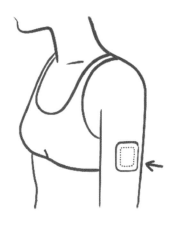

图 11-2-3　避孕贴片使用方法

2. 优点

高效；容易粘贴和取下；不必每天使用；不影响性体验，无须中断性行为。

3. 缺点

可以看见；有松动或脱落的可能；需要记录使用周数；粘贴部位可能瘙痒或红肿；有激素避孕药的副作用；无法阻止 HIV 感染和其他性传播疾病。

五、阴道隔膜

阴道隔膜是由乳橡胶或硅胶制成的圆顶状物体，外观似帽子，挡住子宫颈入口阻止精子进入子宫。避孕有效率为88%～94%。单独使用阴道隔膜很难达到较好的避孕效果，需与杀精剂一同使用。

1. 使用方法

进行性行为之前，必须将阴道隔膜放入阴道内。具体步骤为洗手后将阴道隔膜涂满杀精剂，为了安全起见，边缘处也要涂上一些；然后，就像塞入卫生棉条一样，将阴道隔膜对半折叠，慢慢将其推进阴道，直到覆盖住子宫颈（图11-2-4）。

阴道隔膜可以在体内放置长达24 h。如果要再一次进行性行为，需要再次涂抹杀精剂。性行为结束后，阴道隔膜要在体内放置至少6 h，但不能超过24 h。分娩后或体重明显降低后，可能需要调整型号。

2. 优点

按需使用，方便携带，不受药物影响，哺乳期女性可以使用，不含激素。

3. 缺点

需要医务人员帮助选择适宜型号；使用前需要练习；需要记录放入时间；需要联用杀精剂；影响性体验；可能会引起刺激或过敏反应；在体内放置时间超过24 h，可能会引发感染；无法防止HIV感染及其他性病。

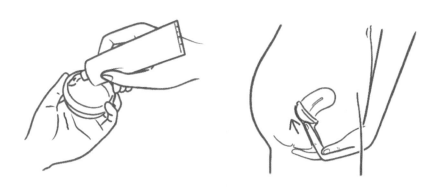

图11-2-4 阴道隔膜使用方法

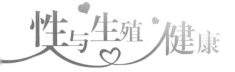

六、子宫帽

作用原理和使用方法与阴道隔膜类似。需要在正反面均涂满杀精剂，性生活结束后至少 6 h 才能取出子宫帽，最多可以将其保留在体内至 48 h。

七、杀精剂

杀精剂有各种各样的形式，如膏剂、泡沫、膜剂等，使精子在子宫内难以自由移动而影响受精。杀精剂本身没有什么避孕效果，与阴道隔膜、子宫帽或避孕套一同使用时，杀精剂的避孕效果显著提升。

1. 使用方法

取决于与其一同使用的另一种避孕方法（阴道隔膜、避孕棉、子宫帽）。性行为结束后 6 h 内不能冲洗阴道。

2. 优点

按需使用，使用方便，不含激素。

3. 缺点

不能单独使用；需要记录放入时间；可能会引起刺激、过敏反应以及感染；如果同时使用治疗阴道炎的药物，杀精剂可能不起作用；无法防止 HIV 感染及其他性传播疾病。

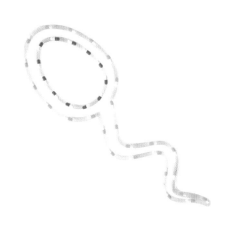

第三节　长效避孕

长效避孕是在较长时间内可高效避孕的方法，使用后不需要去刻意记住服用或使用的时间，有效时间可持续 3～10 年。它也是可逆的避孕方法，如果有生育意愿，停止使用后避孕效果就会消失。

一、宫内节育器

宫内节育器（intrauterine device，IUD）是一种小而有弹性的装置，由铜、硅胶或塑料制成。包括含铜 IUD 和含药 IUD（图 11-3-1）两大类，有"O"形、"T"形等多种形状，需要由专业的医务人员将其放置于子宫内。避孕有效率高达 99%。我国最初用的是铜制圆环，所以放置和取出俗称"上环""取环"。

含铜 IUD 通过释放铜离子影响精子活动，使它们很难在子宫内四处移动，但是不会阻止卵巢每月的排卵。即使偶然有一个精子与卵子结合，铜离子也会阻止受精卵植入子宫内膜。IUD 置入子宫后，可放置 5～10 年（不同类型的宫内节育器放置时间不同）。

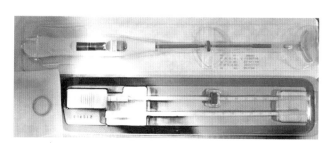

图 11-3-1　常见 IUD

含药 IUD 将药物储存于节育器内，通过每天微量释放药物提高避孕效果，减轻副作用。目前我国主要使用含孕激素 IUD 和含吲哚美辛（indomethacin）IUD 两类。

（1）含孕激素 IUD：又称左炔诺孕酮宫内释放系统（levonorgestrel intrauterine system，LNG-IUS），外观多为"T"形支架，其内含有左炔诺孕酮，每日定量释放。LNG-IUS 按剂量不同可分为放置 5 年的 LNG-IUS 和放置 3 年的 LNG-IUS 两种，除避孕外，也可用于非器质性病变引起的月经过多和内膜增生性疾病的治疗。

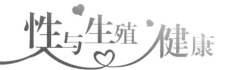

（2）含吲哚美辛 IUD：以镍钛记忆合金或不锈钢丝为支架，表面绕有铜丝，横臂的两末端含吲哚美辛。

1. 作用原理

① 铜离子对精子和胚胎的毒性作用影响受精、着床或胚胎发育。② 宫腔内异物刺激，干扰受精卵着床或发育。③ 药物作用：LNG-IUS 释放药物，可以抑制排卵；吲哚美辛抑制前列腺素合成，减轻前列腺素对子宫的收缩作用，减轻放置后的出血反应。

2. 适应证

无禁忌证，要求放置宫内节育器的生育年龄女性。

3. 禁忌证

① 怀孕或怀疑已经怀孕。② 生殖道急性炎症如阴道炎、子宫颈炎、子宫内膜炎等。③ 人工流产出血多；中期妊娠引产、分娩或剖宫产胎盘娩出后子宫收缩不良，有出血或潜在感染可能。④ 生殖系统肿瘤，如子宫肌瘤、宫颈癌等。⑤ 生殖器畸形，如纵隔子宫、双子宫等。⑥ 宫颈内口过松、重度陈旧性宫颈裂伤或子宫脱垂。⑦ 严重疾病。⑧ 宫腔过小（直径＜5.5 cm）或过大（直径＞9.0 cm）。⑨ 3 个月内月经失调、阴道不规则流血。⑩ 对铜过敏。

4. 放置时机

① 月经干净后 3 ～ 7 天内，且无性生活；② 人工流产后立即放置；③ 产后 42 天恶露已净，会阴伤口愈合，子宫恢复正常；④ 含孕激素 IUD 在月经期第 4 ～ 7 天放置；⑤ 自然流产后恢复正常月经，药物流产后恢复 2 次正常月经；⑥ 哺乳期排除早孕；⑦ 性交后 5 天内放置，可作为紧急避孕方法之一。

5. 注意事项

放置节育器后应适当休息 3 天，1 周内不要进行重体力劳动，2 周内禁止性生活和盆浴，保持外阴清洁；放置后第 1、3、6、12 个月进行复查，以后每年复查一次直到停用，若发生特殊情况（如出血量多、怀疑脱落等）随时就诊。

6. 副作用

主要表现为月经量增多、经期延长或少量点滴出血，一般不需处理，3 ～ 6 个月后逐渐恢复。少数女性放置 IUD 后出现白带增多或伴有下腹痛，需就医检查处理。

7. 优点

① 避孕时间长（5 ～ 10 年），适合有长期避孕需求的女性；② 不需中断性行为；③ 不受其他药物影响；④ 哺乳期女性可以使用；⑤ 停用后，生育能力立即恢复。

8. 缺点

① 需要由专业医务人员放入和取出；② 部分女性可能会有副作用；③ 在放、取出节育器时可能发生手术意外；④ 可能发生移位或脱落；⑤ 无法防止性传播疾病感染。

二、皮下埋植剂

皮下埋植剂（subdermal implants）是一种缓释系统的避孕剂，内含孕激素，有效率达 99% 以上。

含左炔诺孕酮皮下埋植剂以左炔诺孕酮硅胶棒为例，其Ⅰ型每根硅胶棒含左炔诺孕酮（LNG）36 mg，总量 216 mg，使用年限为 5 ~ 7 年。Ⅱ型每根含左炔诺孕酮 75 mg，总量 150 mg，使用年限为 3 ~ 5 年。含依托孕烯皮下埋植剂单根内含依托孕烯 68 mg，其放置简单，副作用小，埋植一次可放置 3 年。

1. 皮下埋植剂的用法：在月经周期开始的 7 天内均可放置。皮肤局部麻醉后，将如火柴棍大小的硅胶棒埋入左上臂内皮肤下层，6 根皮下埋植剂呈扇形放置（图 11-3-2）。放置后 24 h 发挥避孕作用，每天向血液释放 30 μg 左右，平均年妊娠率为 3‰。

2. 副作用

皮下埋植剂为单孕激素制剂，主要副作用为点滴出血或不规则流血，少数女性出现闭经，随放置时间延长逐步改善，一般不需处理。

3. 优点

① 长期避孕，有效率高；② 不用中断性行为；③ 产后 6 周的哺乳期女性可以使用；④ 能改善一些女性月经量过多或痛经的现象；⑤ 可以随时取出，不影响立即怀孕。

4. 缺点

① 需要前往医疗机构由医务人员植入和取出；② 植入初期可能会发生月经紊乱；③ 少数女性会出现体重增加、胸部和腹部疼痛；④ 无法防止性传播疾病感染。

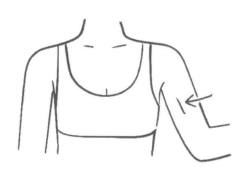

图 11-3-2　皮下埋植剂的用法

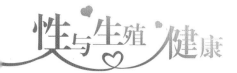

第四节　其他避孕方法

一、安全期

安全期避孕法又称自然避孕，是指只在月经周期的非受孕期内进行性生活的方法。判断周期中易受孕期的方法包括日历表法、基础体温法、宫颈黏液观察法。

以日历表法为例，这种方法适用于月经周期规则的女性，排卵通常发生在下次月经前14天左右，据此推算出排卵日前后4～5天为排卵期，其余时间视为"安全期"（图11-4-1）。而基础体温的曲线变化与排卵时间的关系并不恒定，宫颈黏液观察需要经过培训才能掌握。因此安全期避孕并不十分可靠，不建议作为常规避孕方法。

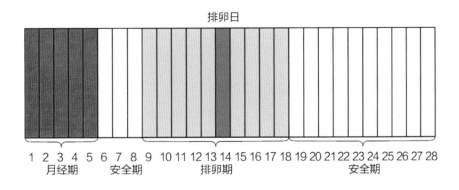

图 11-4-1　日历表法

1. 优点

哺乳期女性可以使用；不使用激素和其他药物；如果想怀孕，它有助于确定应在哪几天进行性生活。

2. 缺点

① 需要始终记录月经周期；② 生活习惯要规律；③ 容易出错；④ 不能随时进行性行为；⑤ 月经周期的变化会降低准确度；⑥ 无法防止性病。

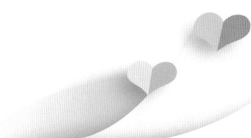

二、紧急避孕

无保护性生活后或避孕失败后几小时或 3～5 天内，女性为防止妊娠的发生而采用补救避孕法，称为紧急避孕。包括放置含铜宫内节育器和口服紧急避孕药。

1. 适应证

紧急避孕适用于以下情形：避孕失败（如安全套破裂、滑脱，未能做到体外排精，错误计算安全期，漏服短效避孕药，宫内节育器脱落）；性生活未使用任何避孕措施；遭受性暴力后。

2. 方法

（1）宫内节育器：在无保护性生活后 120 h 之内放入，有效率 95% 以上。

（2）紧急避孕药：主要包括雌孕激素复方制剂、单孕激素制剂及抗孕激素制剂 3 大类。

① 雌孕激素复方制剂：无保护性生活后 72 h 内服 4 片，隔 12 h 后再服 4 片。

② 单孕激素制剂：左炔诺孕酮（0.75 mg），无保护性生活 72 h 内服 1 片，12 h 后再服 1 片。

③ 抗孕激素制剂：目前国内使用的为米非司酮（mifepristone）片，无保护性生活 120 h 之内服用 10 mg，有效率达 85% 以上。国外有醋酸乌利司他，口服，于性生活后 120 h 内服用一片。

3. 提示

服药后若月经延迟 1 周以上，需排除妊娠。

紧急避孕仅对一次无保护性生活有效，避孕有效率明显低于常规避孕方法。由于紧急避孕药激素剂量大、副作用明显，禁止作为常规避孕方法。

三、女性绝育术

女性的绝育方法主要为输卵管结扎术，即通过阻塞或切断输卵管来完全阻止精子与卵子相结合（图 11-4-2）。常见方法可分为手术方法与非手术方法两种，可以经腹部、经腹腔镜或经阴道操作。

1. 适用人群

选择永久性避孕方法的女性。

2. 禁用人群

发热，各种疾病全身状况不佳或未控，如有急、慢性盆腔炎，腹腔粘连等等。

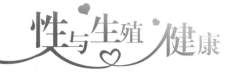

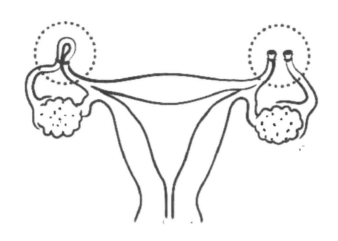

图 11-4-2　输卵管结扎术

3. 手术时机

月经干净后 3～4 天，人工流产或分娩后 48 h 内，哺乳期或闭经女性手术前应排除早孕。

4. 优点

安全、永久避孕，高效，不需中断性行为，不受其他药物影响，不使用激素。

5. 缺点

① 不可逆；② 手术后并发症如疼痛、出血、感染等；③ 罕有输卵管妊娠或复通自然妊娠；④ 如再有生育需求，复通输卵管成功率低。

第五节　避孕失败的补救

避孕失败后可进行补救，方法为人工流产（简称"人流"），即采用人工方法终止妊娠，包括手术流产和药物流产。

一、手术流产

采用手术方法终止妊娠，包括负压吸引术和钳刮术。负压吸引术是利用负压吸引原理，将妊娠物从宫腔内吸出。钳刮术多用于 10 周以上妊娠，由于创伤较大，现在较为少用。

1. 负压吸引术适用人群：怀孕 10 周内要求终止妊娠而无禁忌证，或者患有某种严重疾病不宜继续妊娠的女性。

2. 禁忌证：生殖系统炎症；各种疾病的急性期；全身情况不良，不能耐受手术；术前发热。

3. 手术过程：受术者排空小便后躺在手术台上，经过消毒铺巾，医生复查子宫位置、

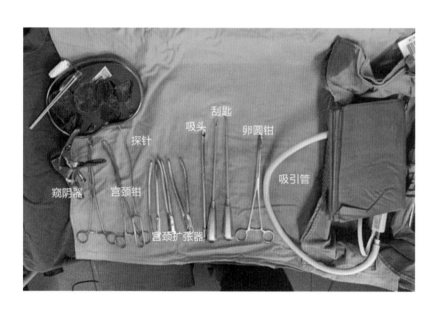

图 11-5-1　人工流产器械

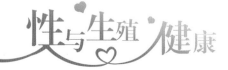

148

大小及附件等情况，消毒阴道及宫颈管，按子宫位置和方向，用探针探测宫腔方向及深度，根据宫腔大小选择吸管。未生育女性通常需要使用宫颈扩张器扩张宫颈管。连接吸引管至负压吸引器上以适当负压吸尽绒毛或胚胎组织物后，用刮匙轻轻搔刮子宫底及两侧子宫角，确定宫腔无残留物，术后查看吸出物，确认无绒毛，再次确定已吸引干净没有残留。因手术疼痛，可以选择麻醉镇痛下手术。

4. 并发症

（1）出血：有患者因怀孕月份大、易出血体质、多次人流等，出血量较大。

（2）子宫穿孔：主要与子宫本身（如哺乳子宫、瘢痕子宫）有关，穿孔轻微者对症处理后可恢复。如果破口较大，通常需要进行手术修补。

（3）人工流产综合征：因手术时宫颈局部受到刺激，受术者在术中或术后出现迷走神经反应如恶心呕吐、心律不齐、面色苍白、头昏、胸闷、大汗淋漓，严重者甚至出现血压下降、抽搐等症状。

（4）漏吸或空吸：没有吸出胚胎或绒毛。在子宫畸形、子宫位置异常时易出现。

（5）吸宫不全：部分妊娠组织物残留宫腔内，可引起持续出血和感染，需要再次清宫。

（6）感染：可发生急性子宫内膜炎、盆腔炎等。

（7）羊水栓塞：较少见，往往由于宫颈损伤、胎盘剥离、血窦开放，羊水进入受术者血液循环，出现一系列过敏休克、凝血障碍等全身症状。

二、药物流产

药物流产是用药物终止妊娠的方法。目前常用的药物是米非司酮和米索前列醇，两者需要联合使用。如正确使用，完全流产率可达 90% 以上。

1. 适用人群：宫内早孕 49 d 内者、不适宜手术流产（如瘢痕子宫、处于哺乳期、宫颈发育不良或骨盆畸形）者。

2. 禁忌证：米非司酮禁忌证，如肾上腺及其他内分泌疾病、妊娠期皮肤瘙痒史、血液病、血管栓塞等病史；前列腺素药物禁忌证，如心血管疾病、青光眼、哮喘、癫痫、结肠炎等；带环怀孕、异位妊娠；其他如过敏体质，妊娠剧吐，长期服用抗结核、抗癫痫、抗抑郁、抗前列腺素药等。

3. 用药方法：在医生指导下顿服或分次服用。

4. 副作用：服药后可出现恶心、呕吐、腹痛、腹泻等胃肠道症状，出血时间长、出血量多也是常见的副作用，如妊娠物不能完全排出，需行清宫术。

5. 注意事项：必须在正规医疗机构进行，需要在医护人员监护下使用药物。历史上有自我擅自服药造成死亡的惨痛教训。再次强调药物流产是避孕失败的补救措施，不是避孕方法，不宜反复使用。

附：青少年女性避孕小贴士

目的：杜绝意外妊娠，正确避孕，保护自身健康。

青少年女性避孕方法选择原则：

（1）安全：不会对青少年女性身体造成伤害，对未来生育力或生育结局也没有发现不利影响。

（2）效果可靠：可减少人工终止意外妊娠对青少年女性身心造成的伤害。

（3）易于使用：由于青少年女性的学业或生活环境等具有特殊性，需要选择简便易行的避孕方法，并且所提供的避孕方法应具备容易采取、个人可自主使用、隐私性好、不影响性生活和长期有效等特点。

（4）价格适宜：青少年女性大多没有收入或收入很低，所提供的避孕方法的价格应在她们的承受范围内。

（5）保护隐私：避免青少年女性因为避孕问题受到来自家庭、学校和社会的责难。

具体避孕方法见本章前述内容。

（胡燕）

参考文献

[1] 艾格. 魔丸的诞生 [M]. 桂林：广西师范大学出版社，2018.

[2] 波伏瓦. 第二性 [M]. 上海：上海译文出版社，2021.

[3] 谢幸，苟文丽. 妇产科学 [M]. 8 版. 北京：人民卫生出版社，2018.

[4] 中华医学会计划生育学分会，国家卫生健康委科学技术研究所. 青少年避孕服务指南 [J]. 中华妇产科杂志，2020，55（2）：83-90.

[5] 张钰，曾俐琴，黄小凤，等. 流产后关爱服务对未育青少年女性避孕措施选择及重复流产的影响 [J]. 中华生殖与避孕杂志，2021，41（4）：352-357.

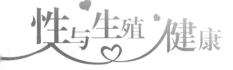

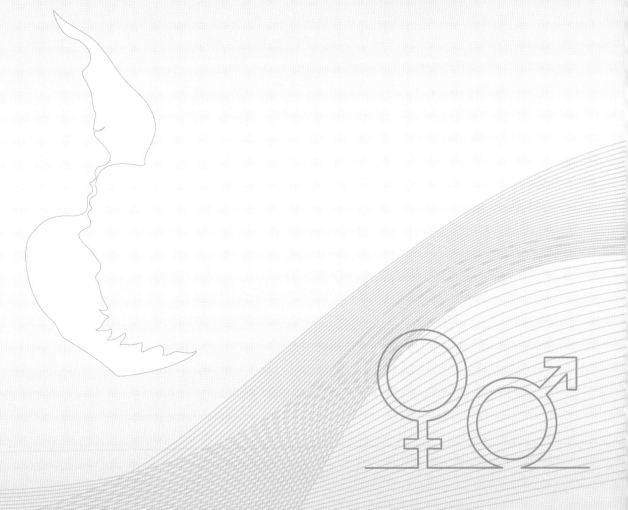

第12章

男性避孕

目前全球 62.7% 的已婚夫妇或性伴侣采用避孕措施，其中 79.1% 依赖女用避孕方法，而男用避孕方法应用比例仅为 20.8%。我国的已婚育龄妇女避孕率全球最高，为 89%，但男用避孕方法应用的比例仅为 13.8%。在我国，影响男性参与避孕的因素是多方面的。中国的传统思想认为生儿育女是女人的事，这使得某些男性在思想上缺乏对男性参与避孕的认可。还有一些人对于男性避孕存在诸多误解，如有的人觉得男性绝育后影响性功能，有的人担心影响家庭劳动力，还有的人害怕手术是不可逆的。这些因素均会影响男性参与避孕。

虽然男性对于避孕的参与度不高，但在大多数社会中，男性在生活的几乎所有方面都具有极大的决定权，从生育与避孕的个人决定，到政府各级的政策和方案的决策。因此，动员男性积极采用节育措施不仅有利于调控生育率，还有利于保障妇女的生殖健康，改善与提高妇女的社会和家庭地位，体现性别公平。

目前男性避孕的方法有多种，主要有避孕套、男性节育术、避孕药、体外排精、会阴尿道压迫法、男性节育栓、男性节育环，以及物理节育法如热、微波、超声和激光节育等。这里仅就常用的避孕套、输精管绝育术、体外排精等方法做简单介绍。

第一节　避孕套

避孕套用于避孕的目的至少有 250 年的历史，是目前男性最常用的避孕方式。除了有避孕的作用，避孕套还具有预防性传播疾病尤其是艾滋病的作用。避孕套分为男用避孕套和女用避孕套两类。男用避孕套又叫阴茎套，性交时可将其套在勃起的阴茎上，使精液排在避孕套里，从而阻断精卵结合，达到避孕的目的。

一、男性避孕套的种类

避孕套的种类很多，个人可以根据自己的需求选择不同类型的避孕套。目前我国的避孕套长度均在 19 cm 左右，但是根据标称宽度的不同分为大号、中号、小号、特小号四种。大号标称宽度为 55 mm，中号标称宽度为 52 mm，小号标称宽度为 49 mm，特小号标称宽度为 48 mm。而标称宽度指的是避孕套开口处周长的一半，是我们选择避孕套大小的关键指标。一般情况下，我国男性选择中号避孕套较为适合。根据厚度的不同，避孕套可分为普通型

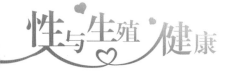

（厚度 0.04 ～ 0.06 mm）、超薄型（厚度 0.03 mm）以及薄型（厚度介于前两者之间）三类。超薄型能够减少异物感，增强男性性感传导，但价格较前两者高。根据避孕套表面的不同，可分为光面型、颗粒型和螺纹型三类。后两者通常称为异形避孕套，可以增加对阴道壁的刺激，提高女性的性快感。初次性生活者不宜采用异形避孕套，避免摩擦过大而使部分女性感到疼痛。根据避孕套的形状，避孕套可分为普通型（光面或平面型）、尖端膨大型、紧缩型三类。普通型柱体平滑，顶端有储精囊；尖端膨大型类似阴茎的形状，顶端膨大，能够与阴茎更好地贴合，有助于男方性快感的传导；紧缩型避孕套的体部有 1 ～ 4 个绞窄段。除此之外，还有一些特殊类型的避孕套，如添加杀精剂、抗生素、性兴奋延缓剂等的药物型避孕套，添加香料的香型避孕套等。

二、男用避孕套避孕的优点

男用避孕套用于避孕主要有以下优点：

（1）使用方法简单、方便，容易掌握。

（2）能够预防和阻碍性病及艾滋病等性传播疾病传播。

（3）能够阻止细菌、病毒等病原体进入女性生殖道，抑制或避免盆腔炎发生，降低宫颈癌的发生率。

（4）使用避孕套可以降低两性生殖器之间的摩擦刺激和阴道分泌液对阴茎龟头的刺激强度，推迟男性性高潮，延缓射精，治疗早泄。

（5）避孕套可以阻止女性与精液接触，可以预防性交后瘙痒、荨麻疹等过敏反应的发生。

（6）免疫性不孕症患者持续使用避孕套，可以隔绝精子与女性生殖道接触，使抗精子抗体滴度逐渐降低，一般经过 6 ～ 12 个月后，抗精子抗体可基本消失，然后停用避孕套，部分女性可以获得妊娠。

（7）停用避孕套后能够立马恢复生育，无须等待。

三、男用避孕套使用适应证、禁忌证和不良反应

男用避孕套一般人都可使用，无特殊的禁忌证，除非夫妻一方对乳胶或避孕套中的杀精药物过敏，但是可尝试更换不含杀精药物的聚氨酯避孕套。男性避孕套使用过程中的不良反应很少见，其主要缺点是降低男性的性快感。除此之外，约 8% 的人对乳胶过敏，会发生瘙痒等不适。

四、如何选择大小合适的避孕套

选择大小合适的避孕套对于提高避孕效果具有十分重要的意义。过小的避孕套容易在使用中破裂，而过大的避孕套则可能在使用过程中滑落或使液体漏出。选择合适大小的避孕套就需要测量阴茎勃起时的长度和周长（图12-1-1），再将周长除以2得到一个数值，根据这个数值选择适合自己的尺寸。

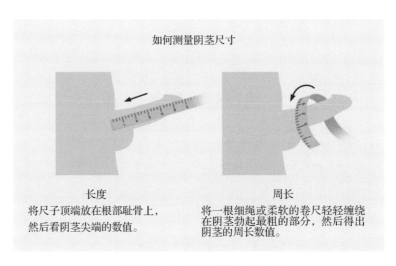

图 12-1-1　测量阴茎尺寸的方法

五、避孕套的使用方法

避孕套的避孕效果与使用方法正确与否密切相关，坚持全程正确使用避孕套才能提高避孕和预防性传播疾病的效果。

1. 使用避孕套的注意事项

（1）避孕套需储藏在干燥、避光的地方，过热的环境和阳光直射均会缩短避孕套的寿命。

（2）使用前应注意检查避孕套的有效期。

（3）选择大小合适的避孕套，过大或过小的避孕套不仅影响避孕效果，还会影响性快感。

（4）使用避孕套时要防止指甲等锋利物品划破或刺破，更不要用牙齿撕开外包装。

（5）一定要在每次性交前戴上避孕套，不可等到欲射精时才用，以免避孕失败。

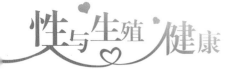

（6）射精后要在阴茎疲软前按住避孕套上口将其与阴茎一起拔出，防治精液外溢或避孕套滑落在阴道内。丢弃避孕套前注意检查其有无破损，如出现精液泄漏，一定要在72 h内采取紧急避孕措施，不要存有侥幸心理。

（7）如采用润滑液，一定要选用水溶性润滑液，油性润滑液容易导致避孕套破裂。

2. 避孕套使用方法

（1）在锯齿端撕开避孕套的外包装。

（2）判断避孕套正反，确保储精囊在外侧。用两根手指捏住储精囊，挤出其中空气，然后将避孕套戴在勃起的阴茎上，朝着阴茎根部展开避孕套，直至完全戴上。

（3）射精结束后，用手按住避孕套根部，及时将阴茎连同避孕套自阴道退出，避免阴茎疲软后精液流入阴道。确保阴茎完全离开阴道后将避孕套取下。

（4）可将使用后的避孕套打结后丢弃，不可重复使用避孕套。

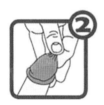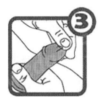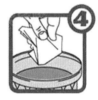

图 12-1-2　避孕套使用方法

六、避孕套避孕失败的原因

关于避孕套避孕效率的报道各不相同，有报道称在使用避孕套的第一年间避孕失败率约为12%，且避孕套使用时间越长，其有效性越低。避孕套避孕失败的原因主要有以下几个方面：

（1）没有在性生活中全程使用避孕套。全程使用是指从性交开始到性交结束的整个过程都使用，而不是在性交中途或临射精前才使用。

（2）避孕套破裂或滑脱。避孕套破裂多与人为因素有关，如性交时间过长、润滑剂使用不够和使用错误等。避孕套滑脱主要与选用避孕套规格不当有关。

（3）不坚持使用避孕套。指不是每次性交都使用避孕套，有些人会选择仅在非安全期使用。

第二节 输精管绝育术

输精管绝育术是一种长效男性节育措施，通过手术结扎和切断输精管，使排出的精液中不含精子从而达到节育的目的。输精管结扎术发明于 19 世纪，但直至 20 世纪 60 年代才作为一种人类控制自身繁衍的手段，被世界大多数国家和地区所认识和接受。输精管绝育术是世界上应用最广泛、最安全可靠的节育方法之一，许多大规模研究显示其失败率低于 1%。男性绝育术在发达国家和地区被广泛选择，在加拿大、英国、新西兰、韩国、澳大利亚、西班牙、瑞士、美国等国家，输精管绝育术的使用率为 10%～22%。我国男性绝育术使用率为 3.85%，远远落后于女性绝育术（使用率为 26.24%）。但需要说明的是，目前男性绝育术的使用率在全球范围内呈下降趋势。

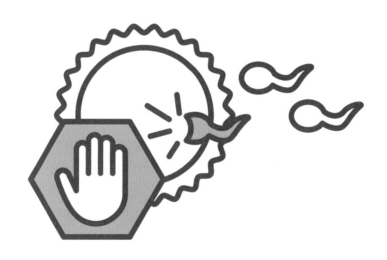

一、输精管绝育术的适应证与禁忌证

适应证：已婚男子自愿要求采用输精管绝育术而无禁忌证者。

禁忌证：①出血性疾病、精神病、各种疾病急性期和其他严重慢性疾病。②泌尿生殖系统炎症，例如阴囊皮肤感染、湿疹、淋巴水肿、活动性性传播感染、阴茎龟头炎、附睾炎或睾丸炎等尚未治愈。③腹股沟斜疝、鞘膜积液、严重的精索静脉曲张等阴囊内疾病，

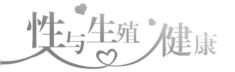

156

但如果受术者同意，可在手术治疗上述疾病时行输精管结扎术。④有勃起功能障碍或其他性功能障碍病史者应慎重考虑手术，因手术可能激化其潜在的心理问题。

二、术前准备及术后注意事项

术前可做好以下准备：术前备皮，用温水、肥皂水清洗阴囊、阴茎、下腹及会阴；着清洁内衣；术前排尿。

手术后的注意事项：术后需观察 2 h 再离开医院；术后需穿紧身内裤或使用阴囊托 48 h，保持伤口清洁、干燥；1 周内不从事重体力劳动和剧烈运动；若无不适，2 周后可恢复性生活；过度疼痛时可使用非甾体抗炎药；有伤口出血、阴囊肿胀或疼痛、发热须及时就诊；有些伤口需要拆线，按照医生嘱托到医院拆线；最后也是最重要的一点，术后坚持避孕 3 个月，或经精液检查证实无精子后再停用其他避孕方法，以防意外妊娠。

三、输精管绝育术的安全性

目前的研究认为输精管绝育术是一种安全的男性避孕方案，输精管结扎术后严重并发症极为罕见。多项研究证实输精管绝育术不会使患心血管疾病、前列腺癌等疾病的风险增加。

第三节　其他男性避孕方法

一、体外排精避孕法

体外排精避孕法是在射精前立即将阴茎抽出，使精液排在阴道外，从而避孕的方法。体外排精是一种很古老的避孕方法，其文字记载可追溯到远古时代基督教的圣经、伊斯兰教的古兰经，以及犹太教的法典。体外排精避孕法的优点在于不需要任何避孕药物及工具，也不需要专科医师指导，只需夫妇双方经过一段时间配合就能达到一定的避孕效果。但是，体外排精法具有明显的缺点：在射精前可能已经有少量精子流入阴道，容易造成避孕失败；男性在即将射精时往往有继续深入的需求，此时稍有迟疑就会造成避孕失败；在即将射精时要果断地将阴茎抽出，这就容易造成性交中断，影响夫妇双方性满足；该方法会增加某些男性的心理压力，造成勃起功能障碍、早泄等问题。2013 年版美国选择避孕方法实施建议指出，在正确使用体外排精法的情况下，平均意外妊娠率为 22%。所以，一般不提倡推广应用体外排精避孕法，但在没有任何药物及工具的情况下，它也可作为一种备选的避孕方法。

为了降低体外排精避孕法的失败率，需注意以下几点：① 在预感到将要射精时，要及时果断地将阴茎抽出；② 如需重复性交，需通过排尿将残余在尿道内的精液冲洗干净；③ 如将该方法用于长期避孕，需女方月经规律且在安全期内使用，其他时间应规范使用避孕套；④ 缺乏自控力或性经验不足者不建议使用该方法；⑤ 若失败，必须采取紧急避孕措施。

二、会阴尿道压迫法

会阴尿道压迫法是指在即将射精时，用手指强力压迫会阴部尿道，阻止精液从尿道排出的一种男性避孕方法。会阴尿道压迫法看似比较简单，但需要掌握好时机并确保压迫的部位准确，一旦没有掌握好时机或没有确实压闭尿道，精液就会进入阴道，造成避孕失败。

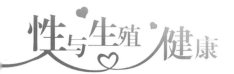

同时，这种方法在一定程度上不符合正常生理，失败率高。此不宜作为常规的避孕方法，只能在没有任何药物及工具的情况下作为一种临时的避孕措施。

三、男性避孕药物

迄今为止，世界上尚无一种临床实际应用的男性避孕药。

四、物理避孕

物理避孕是指利用热效应和热外效应来抑制精子发生，从而达到避孕目的的避孕方法。物理避孕方法主要利用热效应、超声、微波、激光等。目前物理避孕方法仍然处于动物实验和临床前研究阶段，安全性有待进一步论证。

（刘春辉）

参考文献

[1] ABBE C R, PAGE S T, THIRUMALAI A. Male contraception[J]. Yale J Biol Med, 2020, 93（4）：603-613.

[2] AMORY J K. Male contraception[J]. Fertil Steril, 2016, 106（6）：1303-1309.

[3] 孙颖浩. 吴阶平泌尿外科学 [M]. 北京：人民卫生出版社，2019.

[4] 夏术阶，吕福泰，辛钟成，等. 郭应禄男科学 [M]. 北京：人民卫生出版社，2019.

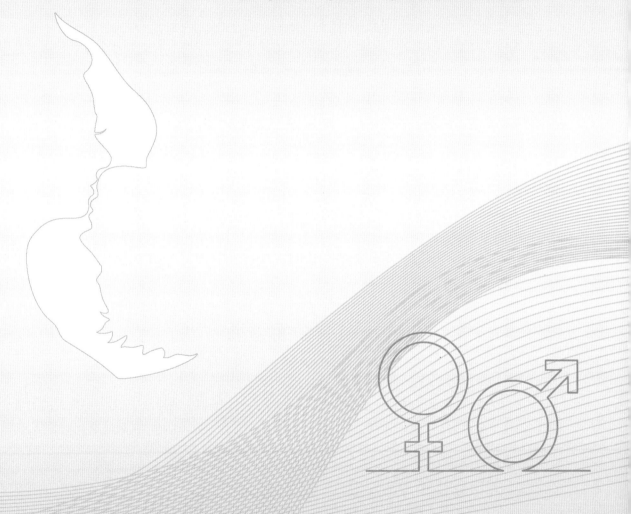

第 **13** 章

女性不孕症与生殖力保护

第一节 概　述

不孕（育）症是由多种因素导致的一组生育障碍状态，是孕龄夫妇生殖健康不良事件，也是全人类面临的重要医学和社会问题。

不孕（育）症的定义：女性无避孕性生活至少 12 个月而未孕，称为不孕症，对男性则称为不育症。世界各地区间不孕症发病率有差异，我国不孕症发病率为 7%～10%。

"不孕"一词早在两千多年前的中医经典著作《黄帝内经》中已有论述，《素问·骨空论》曰："督脉者……此生病……其女子不孕。"《山海经》中称为"无子"，唐代《备急千金要方》称"全不产"，即原发性不孕；亦称"断绪"，即继发性不孕。历代医家对不孕症的论述，散见于"求嗣""种子""子嗣""嗣育"等篇章中。

不孕（育）症的分类：

① 原发不孕是指女性既往从未有过妊娠史，未避孕而从未妊娠者。

② 继发不孕是指女性既往有过妊娠史，而后正常性生活未避孕连续 12 个月未孕者。

③ 绝对性不孕是指不孕症中不论采用何种方法治疗均无法矫治成功者，如先天性无子宫、无精子症等。

④ 相对性不孕是指育龄期夫妇因患某种或某些疾病生育能力降低，致使患者暂时不能受孕，但通过治疗仍有受孕概率，如输卵管不通等。

目前将曾有过妊娠，但因各种原因而流产、死胎、极早产、死产等，导致未获得活婴的病症，也划归到不孕症诊治范畴。

不孕症不等于不能怀孕，不孕症是一种历史状况的医学诊断，提示患者的生育能力下降。经过充分试孕，不孕 1 年的患者在第二年仍有 5% 的概率可以怀孕，之后随着时间的延长，概率逐渐下降。

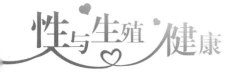

第二节 不孕的主要影响因素

导致不孕症的原因有很多，常见的有生理因素和病理因素，生理因素与病理因素在一定的情况下是可以相互转化的。现代人由于生活压力大、环境污染等，不孕不育发生率有逐年上升的趋势。常见的不孕（育）因素如下：

一、年龄因素

年龄是影响卵巢功能及精子质量的重要因素之一，尤其是卵巢功能受年龄影响相当大，如图 13-2-1。图中黑色曲线表示随着年龄的增加，卵子数量进行性减少，最佳妊娠年龄为 20～30 岁，之后随着年龄的增加，生育力下降，40 岁以上进入围绝经期，表现为生育停止、月经不规则直至绝经。虚线表示随着年龄的增加，质量差的卵子百分率增加，尤其是 40 岁以后，该百分率呈直线上升。图 13-2-2 反映母亲年龄与流产发生率的关系，从中可以看出随着母亲年龄增加，流产率增加，母亲年龄大于 40 岁，流产率可高达 39.7%。

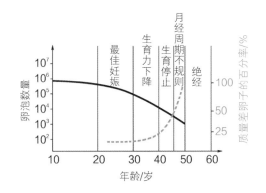

图 13-2-1　年龄与卵子质量和数量关系

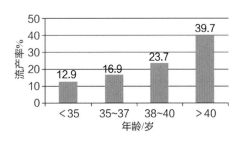

图 13-2-2　母亲年龄与流产率的关系

二、生活方式

随着社会发展，生活中智能设备的应用日益广泛，现代人久坐、熬夜、缺乏锻炼等不良的生活方式使肥胖人数越来越多。肥胖会影响机体代谢，间接影响女性排卵和男性排精，使受孕能力下降，即使肥胖女性怀孕了，妊娠期高血压、妊娠糖尿病等并发症发生率也会增高。熬夜也可以让卵子和精子提前老化，久坐和高温环境对精子有百害而无一利。其他不良生活习惯如吸烟、酗酒、染发、频繁食用烧烤类食物等危害生殖健康已有定论。

三、环境污染

环境污染是威胁人类健康的主要因素之一，也是导致不孕的一大原因，放射性治疗、光污染、噪声、电磁辐射、热应激、空气污染、塑料制品等污染对生殖功能有不同程度的影响。放射性治疗可加速绝经期来临，并引起永久性的不孕症。60% 长期上夜班的护士月经周期短于 25 d，且 70% 护士有痛经表现。手机、笔记本电脑、微波炉、电磁炉等现代设备给日常生活带来极大便利，但它们亦可对生殖系统产生不同程度的影响。热应激影响雌性动物血液循环中性激素水平、卵母细胞发育及成熟、胎儿及胎盘发育、哺乳等。塑料制品在生活中的广泛使用使人类接触邻苯二甲酸酯（PAEs）类物质增多，尤其以接触邻苯二甲酸二（2- 乙基己基）酯（DEHP）增多更为明显，可降低人类生育能力。

四、心理因素

压力大、焦虑、紧张更不容易受孕。过度依赖"科学"排卵预测如排卵试纸、B超排卵监测、基础体温监测，会增加紧张情绪，导致性生活不和谐、受孕率下降。检测报告对未试孕的人群预测价值有限，过度解读反而会增加不必要的焦虑情绪。

五、女方疾病

女方常见的不孕因素分为两大类：盆腔因素、排卵障碍。

（1）盆腔因素是继发不孕最主要的原因，约占全部不孕因素的35%。盆腔不孕因素

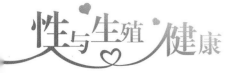

包括先天性女性生殖系统发育畸形、盆腔炎性疾病、生殖系统良恶性肿瘤、宫腔粘连、子宫腺肌病、子宫内膜异位症、宫颈机能不全等。

（2）排卵障碍占女性不孕因素的25%～35%。排卵障碍病因包括：下丘脑病变，如低促性腺激素性无排卵；垂体病变，如高催乳素血症；卵巢病变，如多囊卵巢综合征、早发性卵巢功能不全和先天性性腺发育不全等；其他内分泌疾病，如先天性肾上腺皮质增生症和甲状腺功能异常等。排卵障碍主要的临床表现为月经异常。

六、男方疾病

详见本书第14章。

七、不明原因性不孕

患者占不孕症人群的10%～20%，是一种生育力低下的状态，男女双方因素均不能排除。可能的病因包括免疫因素、隐性输卵管因素、潜在的卵母细胞异常、受精障碍、胚胎发育阻滞、胚胎着床失败和遗传缺陷等，但目前临床缺乏有效的检测手段，难以确定明确病因。

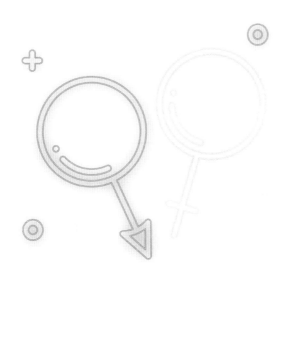

第三节　不孕症的评估及治疗

一、不孕症的评估

不孕症的原因很多，必须通过系统的评估来明确，再根据评估的结果来制订合适的治疗方案。

评估的人群：① 进行了 12 个月无保护且规律性生活后未能受孕的夫妻；② 35 岁以上的女性尝试 6 个月后受孕失败，应立即进行不孕评估并接受治疗；③ 有卵巢功能早衰的危险因素、卵巢手术史、暴露于细胞毒性药物或盆腔放疗、自身免疫性疾病、吸烟以及提前绝经／卵巢功能早衰家族史、Ⅳ 期子宫内膜异位症或者已知或疑似的子宫／输卵管疾病者，要立即开始诊断评估并接受治疗，若有异常应提前治疗。

初次不孕评估的时机：取决于女性的年龄以及夫妻的历史危险因素。不孕症的诊断流程实际上也就是评估内容。

（一）病史评估内容（可以自评）

（1）不孕症的持续时间及先前的评估和治疗结果。不孕症时间越长，越提示生育功能障碍的可能。

（2）月经情况：教育女性可以纵向比较自己的月经，如果较前有明显改变，尤其月经量减少、月经周期变化，需要考虑是否存在排卵异常，甚至需要排除卵巢功能过早衰退。

（3）内、外科病史和妇科病史：重点关注是否有甲状腺疾病、溢乳、多毛症、盆腔或腹部疼痛、性传播疾病、盆腔炎性疾病、痛经或性交痛等症状。

（4）宫腔操作史：反复人工流产会使输卵管炎、盆腔炎症、子宫内膜炎等疾病的发病率升高，容易造成盆腔因素性不孕。

（5）产科病史：用以评估可能与后续不孕或未来妊娠不良结局有关的事件。

（6）性生活状况：是否存在性功能障碍、性交频率偏低或无效性交。

（7）家族史：不孕不育、出生缺陷、遗传突变或精神发育迟滞的家族成员。具有脆性 X 染色体前突变的女性可能出现卵巢功能早衰，而男性则可能出现学习障碍、发育延迟或孤独症特征。

（8）个人生活史：高压或高污染职业、过度节食或暴饮暴食、吸烟和饮酒、熬夜等。

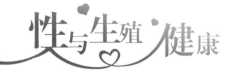

（二）体格检查评估内容

（1）体重指数（BMI）：BMI 值计算方法为体重（kg）/身高（m）^{2}，过高或过低均与生育力下降相关。

（2）性发育体征：原发性闭经＋第二性征发育不完全是中枢性性腺功能减退症的体征。女性的身材矮壮且呈方形胸，提示性染色体缺失的（45，XO）特纳综合征。

（3）其他内分泌腺异常：溢乳或出现雄激素过多的体征（多毛、痤疮、男性型脱发、女性男性化）均提示存在内分泌疾病，如甲状腺功能亢进或减退、高催乳素血症、多囊卵巢综合征和肾上腺激素分泌异常的疾病。

（4）生殖系统疾病（专科评估）：子宫附件或直肠子宫陷凹、子宫骶韧带处的压痛或肿块提示慢性盆腔炎性疾病或子宫内膜异位症；阴道/子宫颈结构异常或存在异常分泌物提示存在子宫发育异常、感染或子宫颈因素；子宫增大、形态不规则或活动欠佳是子宫腺肌病、子宫肌瘤、子宫内膜异位症或盆腔炎性疾病的体征。

（三）辅助检查

1. 排卵功能评估是评估女方不孕因素的关键

（1）B超监测卵泡：是最准确的评估排卵的方法，正常月经周期，一般选择月经第10～11天开始监测卵泡；同时需要关注子宫内膜的分型、厚度、血流信号等。

（2）黄体中期（排卵后一周左右）的血清孕酮水平检测，孕酮水平＞3 ng/mL 是近期排卵的证据。

（3）排卵试纸检测。

（4）排卵症状：如阴道分泌物多、呈拉丝状，部分人群有排卵期少量出血。

（5）基础体温监测：每天早晨（至少6 h睡眠后）醒后不活动，用口表测量体温，记录在表格上，排卵后体温会上升，平均上升0.3～0.5℃左右。所以有排卵的周期基础体温曲线会呈双相（排卵前呈低温相，排卵后呈高温相），如图13-3-1。

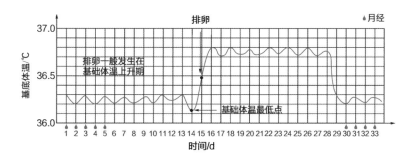

图 13-3-1　正常有排卵的基础体温曲线

2.可以通过抽血检查和 B 超检查评估卵巢储备

（1）B 超检查：窦卵泡计数（antral follicle count，AFC）作为卵巢储备和反应性评价的首选指标。在月经周期的第 2～3 天，B 超计数双侧卵巢直径为 2～9 mm 的卵泡数，以双侧卵巢 AFC 5～7 个为预测卵巢低反应（poor ovarian response，POR）的截点值。

（2）抽血检查

① 基础卵泡刺激素（FSH）、雌二醇（E2）：月经第 2～4 天抽血检查 FSH 水平，FSH＜10 U/L 时提示患者有充足的卵巢储备，FSH＞20 U/L 则提示对该女性助孕治疗很难。

② 抗米勒管激素（anti-Müllerian hormone，AMH）：AMH 水平是卵巢功能下降的一个早期可靠的直接指标，成年女性随着年龄的增长，AMH 水平也逐渐下降，绝经期女性体内检测不到 AMH。

3.输卵管通畅性的诊断和评估

（1）子宫输卵管造影（hysterosalpingography，HSG）：目前被临床用作评估输卵管通畅性的一线检测方法，同时可以诊断影响生育力的宫腔异常。

（2）子宫输卵管超声造影检查（hysterosalpingo contrast sonography，HyCoSy）：方法安全、耐受性好、快速简单。

（3）腹腔镜检查：是有创性检查，费用高，多采取宫腔镜、腹腔镜联合检查，同时进行评估诊断和治疗。

4.子宫腔的评估

宫腔镜检查是子宫内膜异常的确诊方法，可在诊断的同时进行治疗。

5.免疫状态评估

查找不孕症病因的一种进展性方法，并非基础必需检查。

6.染色体核型分析

对于复发性流产的患者建议行夫妻双方染色体核型检测。

二、不孕症的治疗

不孕症的治疗首先要明确病因，根据不孕的原因选择对症治疗以及个体化治疗，并要与夫妇双方充分沟通，获得有效配合。

1.一般性治疗：健康生活方式调整，比如规律的生活、合理的饮食结构、控制体重、增加体育锻炼、避免过度紧张焦虑等，可以帮助一些患者自发恢复排卵，改善妊娠结局。

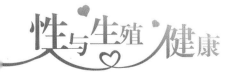

性与生殖健康

2. **手术治疗**：不孕症门诊进行系统评估后选择。

（1）宫腔镜：宫腔镜检查是不孕症检查和治疗的重要手段，可以在宫腔镜直视下观察，同时可以在宫腔镜引导下对子宫内膜或病灶进行病理诊断，通过各类手术操作进行不孕病因治疗如息肉摘除、粘连松解、纵隔切开等。输卵管近端梗阻的不孕症患者还可以在宫腔镜下进行输卵管插管复通，输卵管积水的患者也可行宫腔镜下输卵管栓塞术。

（2）腹腔镜手术：输卵管因素占女性不孕症因素的30%～40%。推荐输卵管积水的患者在胚胎移植前先行腹腔镜手术，处理输卵管积水。对于输卵管梗阻但不合并积水的患者可行腹腔镜输卵管复通术或成形术。腹腔镜也是确定盆腔粘连与诊断子宫内膜异位症的重要手段。腹腔镜下盆腔微创手术是生殖外科的主要手术方式。

（3）促排卵治疗：促排卵适用于排卵功能障碍的患者，应用促排卵药物诱发单卵泡发育。行促排卵治疗有多胎妊娠、卵巢过度刺激综合征和血栓形成的风险，所以一定要在正规的医院个体化使用促排卵方案。

（4）促排卵治疗3～6个周期后仍未孕的患者，应建议进行其他不孕因素的评估或者进行辅助生殖技术治疗。

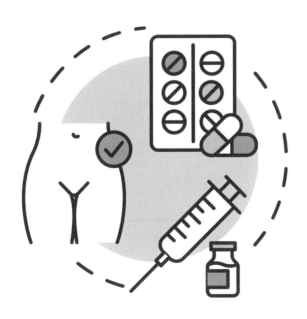

第四节　辅助生殖技术

辅助生殖技术（assisted reproductive technology，ART）通常被认为是治疗不孕症的最终方法。ART 主要包括人工授精（artificial insemination，AI）、体外受精-胚胎移植（*in vitro* fertilization and embryo transfer，IVFET）及其衍生技术等。ART 是一把双刃剑，在不断造福人类生殖的同时，技术本身也会引起一些并发症及遗传风险。我国主管部门对 ART 监管严格，制定了辅助生殖技术的规范、技术准入制度、执业管理制度等，对各级生殖中心也开展常规的周期复核制度。

1. 人工授精

人工授精是指通过人工方法将精子注入女性生殖道内使其受孕的一种技术。女方需要具备至少 1 条通畅的输卵管、发育正常的卵泡。也适用于不明原因不孕的患者。

根据精液来源，可将 AI 分为使用丈夫精液人工授精（artificial insemination with husband's semen，AIH）和供精者精液人工授精（artificial insemination by donor，AID）两类。按国家规定，目前 AID 精子一律由国家卫生健康委员会认定的人类精子库提供和管理。

根据授精部位，可将 AI 分为宫腔内人工授精（IUI）、宫颈管内人工授精（ICI）、阴道内人工授精（IVI）、输卵管内人工授精（ITI）及直接经腹腔内人工授精（DIPI）等，

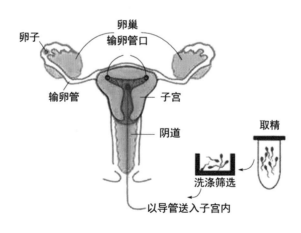

图 13-4-1　人工授精

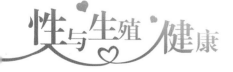

目前以 IUI 和 ICI 最为常用。

宫腔内人工授精常规流程为：在女方排卵期间，将精液洗涤处理后，去除精浆，取0.3～0.5 mL 精子悬浮液，通过导管经宫颈注入宫腔内。人工授精可在自然周期和促排卵周期进行。

2. IVF-ET

体外受精 - 胚胎移植（*in vitro* fertilization and embryo transfer，IVF-ET）技术是从女性卵巢内取出卵子，在体外与精子发生受精并培养 3～5 天，再将发育到卵裂球期或囊胚期的胚胎移植到宫腔内，使其着床发育成胎儿的全过程，俗称"试管婴儿"技术。

1978 年英国学者帕特里克·斯蒂芬（Patrick Steptoe）和罗伯特·爱德华兹（Robert Edwards）采用该技术，使世界第一例"试管婴儿"诞生。罗伯特·爱德华兹因此贡献在2010 年获诺贝尔生理学或医学奖。1988 年北京医科大学张丽珠教授团队培育出了我国大陆第一例"试管婴儿"。

IVF-ET 技术主要适用于输卵管性不孕症，包括双侧输卵管阻塞、输卵管缺如、严重盆腔粘连或输卵管手术史等输卵管功能丧失等，男性少、弱精子症，排卵障碍，子宫内膜异位症以及不明原因不孕。IVF-ET 全程操作均需要在国家卫生部批准的有执业资质的生殖中心进行。

IVF-ET 的主要步骤：药物刺激卵巢、监测卵泡至发育成熟，经阴道超声介导下取卵，使卵母细胞和精子在模拟输卵管环境的培养液中受精，受精卵在体外培养 3～5 天，形成卵裂球期或囊胚期胚胎，再移植入子宫腔内，并同时进行黄体支持。胚胎移植 2 周后测血或尿 hCG 水平确定妊娠，移植 4～5 周后超声检查确定是否有宫内活胚，以下是 IVF-ET 的流程图：

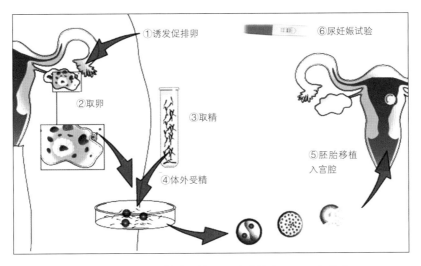

图 13-4-2　体外受精 - 胚胎移植（IVF-ET）技术

3.其他辅助生殖技术

卵胞浆内单精子注射（ICSI）主要适用于严重的少、弱、畸精子症。植入前胚胎遗传学诊断（preimplantation genetic diagnosis, PGD）主要适用于染色体异常的患者或者染色体结构异常（包括染色体易位或者倒位等）携带者、夫妻一方为性连锁遗传病的患者或携带者、可进行基因诊断的单基因病患者或者携带者。胚胎植入前遗传学筛查（preimplantation genetic screening, PGS）适用于复发性流产的患者、反复胚胎种植失败的患者、拟行 IVF 助孕的高龄妇女、生育过染色体异常患儿的夫妇。

不孕症的诊断和治疗是一个综合的过程，需要考虑患者的个体情况，包括患者的年龄、不孕年限、家庭情况、地域、经济状况等。每个中心需要规范不孕症的诊治，制订个性化的诊治方案，尽可能地降低患者的治疗成本和缩短其治疗周期。随着辅助生殖技术的快速发展，很多新的技术也应运而生，管理机构应制定严格的规范，建立严密的监督机制，生殖医学中心应应用大量循证医学原则，增加更多的随机临床试验研究，选择对患者利大于弊并且费用效益比最优的干预措施，以保护患者的安全和利益。

思考

随着越来越多的生殖医学中心不断建立，辅助生殖技术逐渐成为一项商业活动。为了经济效益，有一些生殖中心会向患者推荐一些昂贵的技术手段，但循证医学研究证实，很多操作或者技术手段并没有明显改善这些不孕患者的妊娠结局。

第五节　女性生育力保护与保存

生育力即人类的生殖能力，它关乎人类繁衍、民族昌盛。人类生殖是一个复杂而连续的过程，即：精子或卵子的发生→下丘脑－垂体－生殖腺（睾丸或卵巢）的内分泌调节→精子或卵子释放→性周期及性行为→精卵结合→受精卵着床→胚胎发生→胎儿生长→分娩。

女性卵巢储备功能存在一个自然衰退的过程，年龄是衡量卵巢功能极为重要的指标之一。一般来说，女性35岁后卵巢储备功能显著减退。高龄女性生育力降低，胚胎难以着床，即使成功妊娠，发生自然流产的风险也随年龄增加而增高。

不良的生活习惯、生活方式也可以导致生育力不同程度地下降，多项研究表明，抽烟、酗酒、吸毒、过早开始性生活、性生活紊乱、使用劣质染发剂、使用劣质化妆品、长期服用紧急避孕药、长期熬夜等都不利于生殖健康。以吸烟为例，吸烟对女性生育力影响显著，可使自然受孕时间延迟，可加速卵泡的损耗和卵巢功能的衰竭，同时还会对胎儿遗传物质产生不利影响，导致流产率显著上升。

综上所述，保护生育力是每个女性都必须面临的问题。在儿童生长期、青少年发育期以及生育阶段的不同时期都要特别关注生育力保护，包括科学起居、均衡营养、适当运动、愉悦心理，锻炼心智等。特别要避免损害生育力的不良行为，如滥用药物和反复流产等。

女性生育力有时会难以避免地受到肿瘤、炎症等多种疾病的影响，手术、化疗、放疗等治疗措施均会影响女性卵巢储备功能。目前，在疾病治疗方案中考虑保存女性生育力已成为世界性共识。

（一）女性生育力保存的主要适应证

1. 恶性肿瘤：育龄期及育龄前期女性发病率较高的恶性肿瘤，包括乳腺癌、宫颈癌、肾癌、骨肉瘤及白血病等。

2. 严重的自身免疫性疾病：例如严重的系统性红斑狼疮、克罗恩病。

3. 造血干细胞移植相关疾病：例如重度的 β－地中海贫血、重型再生障碍性贫血等。

4. 早发性卵巢功能不全（premature ovarian insufficiency，POI）倾向性疾病：例如嵌合型特纳综合征、手术后复发的双侧卵巢子宫内膜异位囊肿等。

（二）女性生育力保存方法

1. 胚胎冷冻和卵母细胞冷冻

胚胎冷冻：胚胎冷冻是一种成熟的生育力保存技术，冷冻胚胎移植后的着床率和临床妊娠率不低于同等质量新鲜胚胎移植，是已婚育龄女性进行生育力保存的有效方法。

卵母细胞冷冻：卵母细胞冷冻保存和胚胎冷冻保存一样，都是生育力保存的一线治疗方案，主要适用于无配偶的未婚女性的生育力保存。

值得提醒的是，生存高于生育。对于全身疾病无法耐受取卵、肿瘤无法推迟治疗时间、妇科恶性肿瘤经专科评估冷冻胚胎相关操作可能影响预后者，不宜强求保存生育力。

2. 未成熟卵母细胞体外成熟（*in vitro* maturation，IVM）

直接从卵巢中获取未成熟卵母细胞，在体外培养至成熟卵母细胞阶段。随着未成熟卵母细胞体外成熟体系的改进，未成熟卵母细胞体外成熟可以作为女性生育力体外储备的方法之一。

3. 卵巢组织冷冻及移植卵巢组织冻存（ovarian tissue cryopreservation，OTC）

OTC 是一种运用低温生物学原理冷冻保存卵巢组织的生育力保存方法。卵巢组织的冷冻及移植是癌症患者接受治疗后恢复生育能力与内分泌功能切实有效的方法。

4. 垂体降调节对卵巢功能的保护

患者注射长效促性腺激素释放激素激动剂（GnRH-a）后 2 周左右会出现垂体降调节状态，导致卵巢缺乏促性腺激素刺激，处于静止状态，无卵泡募集、生长与排卵。2018 年美国临床肿瘤学会（ASCO）更新了关于癌症患者生育力保存指南的建议：垂体降调节不能作为一种确切的生育力保存方法，原因是目前垂体降调节对卵巢的保护作用存在争议。在不具备辅助生殖技术或卵巢组织冷冻与移植技术的情况下，或者患者拒绝生育力保存的情况下，可考虑使用垂体降调节方法减少放、化疗对卵巢功能的影响。

行女性生育力保存时，需遵循有利于患者、知情同意、保密、伦理监督及非商业化的伦理原则，充分保障患者及其子代的权益，在行生育力保存前签署知情同意书，特别是要对于保存者离世等情况的处置方式予以明确。进行生育力保存的各种要求及技术方法均应符合我国现有的法律法规以及原卫生部的《人类辅助生殖技术管理办法》等，必要时需通过所在单位伦理委员会批准。建议女性生育力保存工作应在技术成熟、管理规范、具备生育力保存必需的多学科优势的三级医院开展。

（袁春燕）

参考文献

[1] 乔杰. 重视不孕症的规范化诊治 [J]. 实用妇产科杂志，2020，36（5）：321-324.

[2] 陈子江，刘嘉茵，黄荷凤，等. 不孕症诊断指南 [J]. 中华妇产科杂志，2019，54（8）：505-511.

[3] 崔乐乐，何欣，马延敏，等. 物理因素环境污染对女性生殖的影响 [J]. 中国优生与遗传杂志，2019，27（5）：513-515.

[4] 中华医学会生殖医学分会. 生育力保存中国专家共识 [J]. 生殖医学杂志，2021，30（9）：1129-1134.

[5] 中国妇幼保健协会生育力保存专业委员会. 女性生育力保存临床实践中国专家共识 [J]. 中华生殖与避孕杂志，2021，41（5）：383-391.

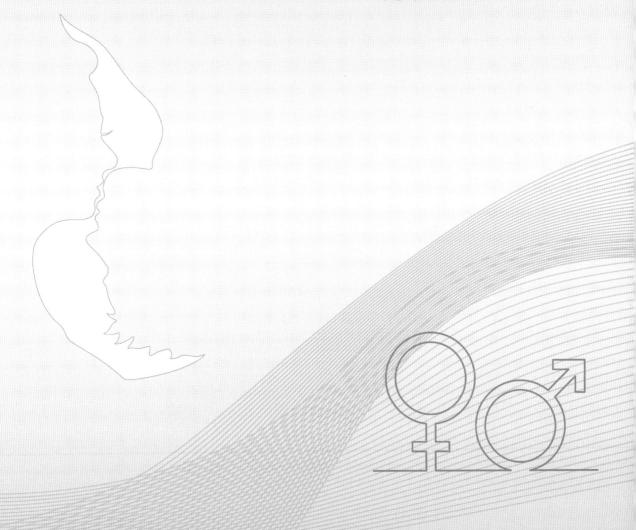

第**14**章

男性不育

第一节 概 述

男性不育症是指育龄夫妻有正常性生活且未采取避孕措施，男方因素导致女方在一年内未能自然受孕。男性不育症分为原发性不育和继发性不育两种类型。原发性不育是指男子从未使女性受孕，继发性不育是指男子曾有使女性受孕史。

精子质量仍是评估男性生育力的重要指标，而近年来我国男性精子浓度和精子总数呈下降趋势。影响男性生育力的危险因素主要有：年龄因素、不良嗜好（吸烟、饮酒）、肥胖、不良生活习惯（熬夜、缺乏运动）、病原体感染、精索静脉曲张及不良精神心理因素等。除已知致病因素外，仍有 30% ～ 50% 的精液参数异常者无法查找到明确病因。

优质的精子是男性生育的前提条件，精子生成于睾丸的精曲小管。精曲小管占睾丸总体积的 60% ～ 80%，人类的睾丸总共约有 600 条精曲小管，每条精曲小管的长度为 30 ～ 80 cm。

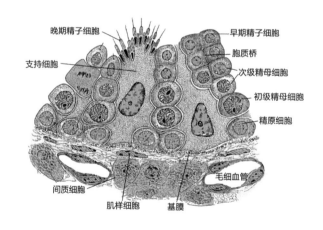

图 14-1-1 精曲小管和睾丸间质

精子发生过程起始于干细胞的分化，终止于成熟的精子形成。不同的生精细胞在精曲小管中按照特殊的细胞联系排列，形成所谓的精子发生过程。全部精子发生过程可以被分为三个阶段：精原细胞有丝分裂和分化，精母细胞有丝分裂，单倍体的精子细胞转化为精子（图 14-1-2）。

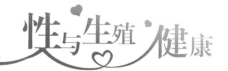

生精细胞的增殖和分化过程都遵循特定的模式，从精原细胞发育到成熟的精子必须经过四个细胞周期。人类成熟精子产生需要64天。衔接良好的生精周期和生精波可确保生精速度恒定在每秒1 200个精子。

人类精子长约60 μm，形似蝌蚪，从形态上分为头部、颈部、尾部三个部分（图14-1-3）。精子是一种非常复杂的代谢和遗传机器，精子头部的细胞核携带遗传信息，颈部的线粒体是精子的能量来源，尾部则是精子的运动器官。

支持细胞是生精细胞的支持结构。支持细胞延伸到生精上皮的全层。沿着支持细胞表面，精原细胞发育至成熟精子的所有形态、生理变化过程均在此发生。精子分化过程中，支持细胞分泌的细胞外支撑结构能够使精子定向有序排列。1个人类支持细胞对应的生精数量约为10个。精子通过管周细胞的收缩运动被运输到精曲小管的出口处，然后被送往附睾。精子在附睾内成熟并获得受精能力，最后贮存于附睾尾部，等待生育使命的召唤。

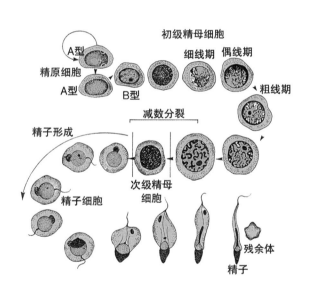

图 14-1-2　精子发生过程

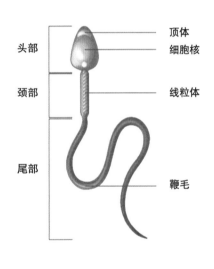

图 14-1-3　精子的结构

第二节　男性不育的病因

遗传学异常是临床上导致男性不育症的重要因素，包括染色体核型异常、Y 染色体微缺失、基因突变异常以及精子染色质异常等。根据疾病和因素干扰或影响的男性生殖环节的不同，分为睾丸前、睾丸和睾丸后三个因素。病因不明的称为特发性男性不育。

1. 睾丸前因素

睾丸前因素引起的生育功能的损害主要系下丘脑、垂体疾病等因素所致。下丘脑、垂体区域解剖或功能异常，或疾病、外伤、手术、药物等因素导致的内腺性、外源性激素异常，使得促性腺激素分泌不足，导致继发性睾丸功能障碍。

2. 睾丸因素

隐睾是小儿常见的泌尿生殖系统先天性畸形，早产儿隐睾发病率约为 30%，新生儿隐睾发病率为 3.4% ～ 5.8%，1 岁时隐睾发病率约为 0.66%，成人隐睾发病率为 0.3%。青春期后的流行性腮腺炎 30% 合并睾丸炎，常为单侧，双侧发病率为 10% ～ 30%。睾丸萎缩是病毒性睾丸炎最常见的严重后果。睾丸损伤除导致睾丸萎缩外，还可激发异常免疫反应，两者均可导致不育。睾丸血管的医源性损伤也会导致不育。睾丸扭转可引起睾丸缺血性损伤。精索静脉曲张在不育症患者中的发病率近 40%。

3. 睾丸后因素

输精管道梗阻是男性不育的重要病因之一，梗阻性无精子症患者在男性不育患者中约占 7% ～ 10%。梗阻通常根据患者梗阻的部位来分类，常见的包括附睾梗阻、输精管梗阻、射精管梗阻，还有比较难以诊断的睾丸内梗阻。性欲减退、勃起功能障碍、射精功能障碍是导致不育症的原因。除部分器质性原因导致的不育症外，大部分男性不育症通过性咨询和药物治疗可以治愈。糖尿病、膀胱尿道炎症、膀胱颈部肌肉异常、尿道下裂或外伤损伤神经也可导致不射精或逆行射精；不良的性习惯如性交过频繁、应用兴奋剂、润滑剂等也会影响生育。

4. 特发性病因

特发性不育是指无明确病因的男性不育症，其影响生殖的环节可能涉及睾丸前、睾丸本身、睾丸后的一个或多个环节。目前倾向特发性不育与遗传或环境等因素相关。

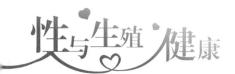

第三节　男性不育的防治

生育力正常的夫妇同居单月妊娠率为 20% ～ 25%，半年妊娠率为 75%，1 年妊娠率为 90%。如夫妻正常同房未采取避孕措施而不能生育的时间超过 4 年，则每月的妊娠率仅约为 1.5%。对于男性不育者，应根据其生活习惯、工作环境等进行有针对性的生殖健康宣教，然后根据患者及其配偶的具体情况推荐选择药物治疗、手术治疗或辅助生殖技术。进行药物治疗应该至少覆盖 1 ～ 2 个生精周期（即 3 ～ 6 个月），同时进一步评价药物治疗的适应证和疗效。

一、男性不育的预防

应注意避免下列影响男性生育力的因素。

（1）不良生活习惯如吸烟、酗酒、吸毒、穿紧身裤、桑拿浴等对生育有明确的影响，久坐、缺乏运动也会影响生育。

（2）环境因素是群体男性生育能力不断下降的重要原因。

暴露因素：长期暴露在有毒的装饰材料和油漆涂料、香烟烟雾、二硫化碳、二溴氯丙烷、甲基乙基酮、甲醛、家用煤气、汽车废气、电磁波（如靠近雷达、移动通信发射基站、长期不当使用电脑、微波炉、电视、洗衣机、充电器等）、放射线中以及高温工作均可使生育力降低。

环境雌激素：快速增肥的动物饲料、各种塑料器皿、化学稀释剂、多氯联苯、双酚 A、烷基苯酚、邻苯二甲酸盐等 70 多种内分泌干扰源又称环境雌激素，在环境中产生类雌激素成分，进入男性机体后，会干扰内分泌系统，影响生育。

其他环境因素：如重金属（如铅、镉、汞、铝、铜、锰等）、化学物质（如杀虫剂、除草剂）。

（3）药物如化疗药、激素类药物、利尿药、治疗消化道溃疡的药物等可影响精子的数量和活力。对以上药物应尽量寻找不影响生精功能的替代药物，若必须使用，可以考虑在治疗前冷冻保存精液。

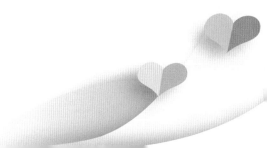

二、药物治疗

1. **基础性治疗**：包括抗氧化治疗、改善细胞能量代谢的治疗以及改善全身和生殖系统微循环的治疗。抗氧化治疗可改善全身或局部的微环境，对精子生成以及保护精子的结构和功能都有积极意义。

2. **病因治疗**：主要指针对明确的男性不育病因或影响男性生育的高危因素进行对策性的药物治疗。如：对降低男性生育力有潜在影响的感染使用敏感的抗生素治疗；继发于先天性肾上腺皮质增生的男性不育可用糖皮质激素治疗；对于甲状腺功能减退者，补充甲状腺素可能改善生育力。

3. **其他治疗**：所用的药物包括雌激素受体拮抗剂、芳香化酶抑制剂、重组人生长激素、锌、硒、氨基酸、维生素 A、维生素 D、非甾体抗炎药等。此类药物大部分作用的机制不是十分明确，但是在国内外均有文献报道它们具有一定疗效。

三、手术治疗

1. **精索静脉曲张**：精索静脉曲张手术治疗包括传统经腹股沟途径／经腹膜后途径精索静脉结扎术、显微腹股沟途径／腹股沟下途径精索静脉结扎术及腹腔镜精索静脉结扎术等。

2. **梗阻性无精子症**：对无精子症进行有效治疗的前提是准确判断病因，针对病因进行相应的治疗。绝大多数梗阻性无精子症都可以通过外科手术得到治疗。手术前应该评估睾丸的生精功能，同时要考虑女性的生育力及年龄。

3. **非梗阻性无精子症**：通过外科手段获取精子，以进行辅助生殖的治疗方法，包括睾丸穿刺／切开取精术以及显微镜下睾丸切开取精术。

四、中医药治疗

中医药治疗男性不育症有着悠久的历史。对于特发性不育症，在现阶段中医药治疗具有明显优势，可以以中医药为主进行治疗；对于因精索静脉曲张、性腺功能低下、性功能障碍、免疫因素、全身和系统性疾病等其他因素导致的不育症，可以用中医药辅助治疗。

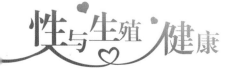

五、辅助生殖技术

辅助生殖技术即应用各种医疗措施使患者受孕的方法,包括人工授精技术、"试管婴儿"技术和供精辅助生育技术。详见本书第13章。

不育症的治疗首选健康指导、药物治疗或手术治疗等常规治疗,以期改善精液质量,提高自然妊娠率,必要时再应用辅助生殖技术。同时应注意评估女方生育力,降低子代治疗风险、降低夫妇及社会治疗成本。

第四节　男性生育力保护

生育力保护主要与生育力保护技术的进步和生育力保护需求的增加有关。广义的生育力保护是指使用手术、药物或者实验室措施对有不孕或不育风险的成人或者儿童提供帮助，保证其产生遗传学后代的能力。最近几十年，生育力保护受到越来越多的关注。但到目前为止，我国的生育力保护工作仍存在诸多问题，如知情人少、参与人数少、冻存精液使用率低等。

目前男性生育力保护的主要服务对象是年轻的肿瘤患者，但其适应证还包括：①出于"生殖保险"目的要保存精子的男性群体。包括拟接受放化疗的肿瘤患者，从事可能影响男性生育力的职业者如纺织业、印刷业、干洗业、农业、军队和医疗等行业的从业者，以及接受绝育手术的男性等。所谓生殖保险，是指为了预防男性生精功能可能出现的不可逆损害，预先将精子储存于精子库中，使冻存精子者能在将来合适的时机取出自己的精子，用于生育自己的孩子。②作为不育症的辅助治疗措施。如取精困难者，少、弱精子症者或通过睾丸、附睾手术取精者，可通过冷冻保存精子，避免反复行睾丸穿刺或附睾穿刺造成的损伤。③夫妻为实现未来生育需求，要求保存精子。

男性生育力保护的主要方法有自身精子冷冻保存、通过药物进行性腺保护、睾丸异种移植和精原细胞分离技术，以及放疗过程中的性腺防护等。其中自身精液冷冻保存技术最为成熟，已广泛应用于临床，其他技术多处于试验阶段。

精子保存主要采用的取精方法有手淫法、阴茎震动刺激法和电刺激法。手淫法是首选的取精方法，收集精液后需尽快送至实验室，运送过程中要注意保温。手术取精适用于各种原因引起的输精管道梗阻所导致的不育患者，或隐睾症等特殊类型的患者，包括附睾手术取精和睾丸手术取精。

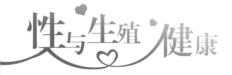

第五节　人类精子库

人类精子库在人类生育力保护中具有重要的地位。人类精子库又称"人类精子银行"，是指利用超低温冷冻保存等技术采集、检测、保存和外供人类精子，用于治疗部分男性不育症，提供生殖保险，并进行相关科学研究的机构。精子库的概念由 Paolo Mantegazza 于 1886 年提出，而世界上最早的人类精子库于 1953 年由 Sherman 博士和泌尿科医生 Bunge 在美国艾奥瓦州设立。因伦理和法律方面的争议，直至 1963 年，国际遗传学大会讨论批准液氮冷冻贮存精子的技术后，人类精子库的建设才逐渐引起人们的关注。1964 年，美国和日本的科学家建立了第一个用于治疗不育症的人类精子库。自 20 世纪 70 年代开始，其他国家和地区纷纷开始建立自己的人类精子库。中国第一家人类精子库由卢光琇教授于 1981 年在原湖南医学院（现中南大学）建立。目前，中国经批准设立了 27 家人类精子库，还有几家人类精子库在筹建中。

我国对精子库的设立及运作有着严格的法律规定。2001 年由原卫生部发布的《人类精子库管理办法》规定设置人类精子库应由原国家卫生部批准。2007 年 10 月 9 日，我国人类精子库设立的审批权下放到了省、自治区或直辖市的卫生行政主管部门。对于人类精子库设置的数量，我国也有着严格的规定，每省、自治区或直辖市原则上设置一家人类精子库，但直辖市和常住人口在 1 亿以上的省份，在数据库信息共享的前提下，可以设置两家人类精子库。

目前，我国人类精子库主要应用于 3 类适应证：第一类是"生殖保险"；第二类是为生育力正常的单身男性及长期与妻子两地分居的已婚男性提供自精保存业务以备将来生育；第三类是治疗性供精，也就是通过经原卫生部批准的具有供精人工授精或体外受精 - 胚胎移植等技术操作资格的机构向不育症家庭提供健康合格的冷冻精液和相关服务。除此之外，人类精子库还可以开展供精者、冷冻技术和人类精子库计算机管理系统等精子库及其生殖医学方面的相应研究。

大多数国家对于捐精的要求具有以下共识：① 禁止使用已故捐精者的精子；② 捐精者能真实地提供本人及其家族成员的一般病史和遗传病史，符合健康检查标准方可供精；③ 精子库接收的精液样本通常默认是禁欲 3 ～ 4 天后通过手淫收集；④ 西方国家一般要求捐精者年龄为 18 ～ 41 岁，而我国除了规定捐精者年龄必须为 22 ～ 45 周岁外，还严禁重复捐精。

对于捐献精子的使用，尤其是使用次数，全球暂无统一的规定。目前我国对于精子的使用规定：① 精子库只能向经批准开展医学辅助生殖技术服务的单位提供精子。② 接受辅助生殖技术的妇女必须符合我国相关法律规定。③ 一名捐精者一生中只允许捐精给一家精子库，且他的精子供给不超过 5 名妇女使用。

对于捐献精子使用数量的限制主要是出于避免供精者后代出现近亲婚配的风险。我国的法规只允许一个供精者的精子使 5 名妇女妊娠。这种情况下，如果 5 名妊娠妇女在同一个城市，按照该城市生育人口 160 万（约占总人口的 20%）计算，第一代近亲婚配的最大概率为两千万分之一，第二代近亲婚配的最大概率约五百万分之一，第三代近亲婚配的最大概率约为万分之一。由此可以看出供精助孕子代近亲婚配的概率其实非常小。

（孙超　刘春辉）

参考文献

[1] 中华医学会男科学分会男性不育诊疗指南编写组．男性不育诊疗指南［J］. 中华男科学杂志，2022，28（1）：66-76.

[2] 郭应禄，辛钟成，金杰．男性生殖医学［M］. 2 版．北京：北京大学医学出版社，2016.

[3] 夏术阶，纪志刚．坎贝尔 - 沃尔什泌尿外科学男科学与性医学［M］. 11 版．郑州：河南科学技术出版社，2020.

[4] GRIN L, GIRSH E, HARLEV A. Male fertility preservation: Methods, indications and challenges[J].Andrologia, 2021, 53（2）：e13635.

[5] 唐文豪，姜辉．男性生育力保护学科的现状与展望［J］. 中国生育健康杂志，2020,31（4）：301-304,344.

[6] 姜辉，唐文豪．加强男性生育力保护势在必行［J］. 现代实用医学，2020,32（10）：1163-1166.

[7] 赵乾程，张洪亮，唐文豪，等．人类精子库的发展应用及伦理学思考［J］. 医学与哲学，2021,42（5）：28-31.

[8] 孙颖浩. 吴阶平泌尿外科学［M］. 北京：人民卫生出版社，2019.

[9] 夏术阶，吕福泰，辛钟成，等．郭应禄男科学［M］. 北京：人民卫生出版社，2019

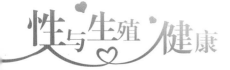

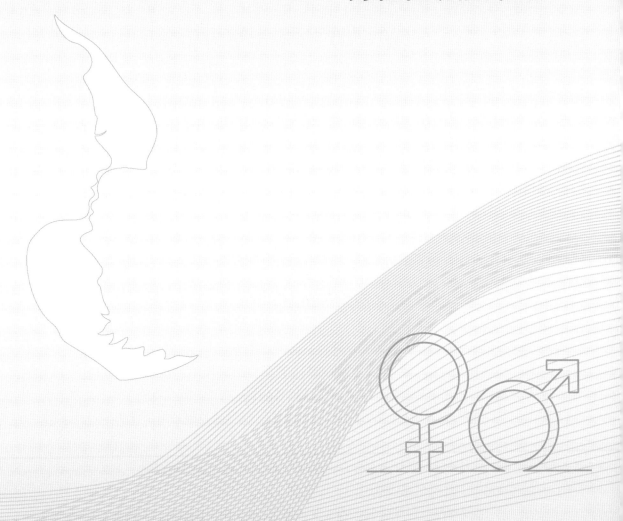

第15章

男性性功能障碍

男性性功能障碍指正常男性性功能的整体、活动过程（包括性欲唤起、阴茎勃起、射精、性满足等）中任何一个环节发生障碍。据统计，男性性功能障碍的总发病率达50%。由于许多患者不敢正视，羞于就医，个人的生活质量和家庭的幸福受到了严重影响。目前男性性功能障碍主要包括性欲障碍（性欲低下、性厌恶、性欲倒错等）、阴茎勃起功能障碍、阴茎异常勃起、射精功能障碍（早泄、不射精等）、性高潮障碍等。

第一节　勃起功能障碍

勃起功能障碍（erectile dysfunction，ED）指阴茎不能达到和/或维持足够的勃起以完成满意的性生活，是男性最常见的性功能障碍。早先本病在西方被称为"性无能"，我国称之为"阳痿"，两者均为贬义词，为医患双方所不喜，而"勃起功能障碍"比较中性而无歧视。

一、阴茎勃起的生理

阴茎勃起是全身多系统协调的生理学过程，是神经－内分泌调节、血流动力学变化和心理效应等多因素相互作用的结果。目前医学上将阴茎的勃起分为六期。①疲软期：此时仅有少量的动脉血流进入，阴茎维持疲软。②充血期：在各种刺激下，大量血液流入阴茎动脉，使阴茎变长。③膨胀期：动脉血流入较充血期稍减少，此时阴茎变得更粗、更长，并伴有搏动。④完全勃起期：此时阴茎已达完全勃起状态。⑤强直勃起期：阴茎勃起最坚硬的时期，一般此期的时间非常短暂。⑥消退期：阴茎的长度和周径逐渐恢复到疲软状态。

阴茎勃起可以分为以下三种类型：

（1）周围神经反射性勃起：指直接刺激阴茎或其周围性敏感区引起的阴茎勃起。这种勃起是通过神经反射完成的。

（2）中枢神经反射性勃起：指主要发源于大脑所接受到或大脑内所产生的刺激，包括听觉、视觉、嗅觉及幻想等所引起的勃起反应，多见于年轻人。

（3）夜间自发性勃起：指夜间睡眠状态时的阴茎勃起，又称夜间自发性阴茎勃起或夜间阴茎膨胀。健康男性自婴儿时期至老年都可发生。健康男性平均每晚有3次以上夜间自发性勃起，总共勃起的时间大约100 min。

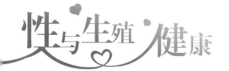

二、勃起功能障碍的流行病学

阴茎勃起功能障碍是男性的常见病和多发病。根据流行病学的调查，目前认为勃起功能障碍的发病率随着年龄的增加而增加。40 岁以下的男性中，其发病率为 1%～9%；40～59 岁的男性中，其发病率为 20%～30%；60～69 岁的男性中，其发病率为 20%～40%；70 岁以上男性中，其发病率为 50%～75%。

三、勃起功能障碍的危险因素

目前报道的勃起功能障碍危险因素繁多，但是对于这些因素是否为勃起功能障碍的直接危险因素，绝大多数仍存在争议。

（1）年龄：随着年龄增长，发生勃起功能障碍的可能性增大。但是，勃起功能障碍并不是老龄化过程中不可避免的事件。

（2）躯体疾病：多种疾病与勃起功能障碍关系密切，尤其是心血管疾病、高血压和糖尿病。除此之外，肝肾功能不全，垂体功能减退、性腺功能减退、高催乳素血症等内分泌疾病，脑卒中、阿尔茨海默病等神经疾病，阴茎海绵体硬结症等泌尿生殖系统疾病均被报道为勃起功能障碍的危险因素。

（3）精神心理因素：研究发现，精神心理疾病如精神分裂症、抑郁症本身及其治疗药物均与勃起功能障碍有关。

（4）药物：多种药物被报道能够导致勃起功能障碍，这些药物包括降压药物、心脏病用药、抗抑郁药、激素等。

（5）不良生活方式：吸烟、饮酒均被报道为勃起功能障碍的危险因素，吸烟甚至被报道是动脉性勃起功能障碍的独立危险因素。吸毒会使勃起功能障碍发生的可能性增加。

（6）医源性因素：多种医源性因素被认为与勃起功能障碍的发生有关，主要包括脊髓、盆腔的手术、损伤等。

四、勃起功能障碍的分类

勃起功能障碍的分类方法很多，国际勃起功能障碍研究协会推荐的分类方法如下（表15-1-1）：

表 15-1-1　国际勃起功能障碍研究协会对勃起功能障碍的分类

勃起功能障碍的分类
一、器质性
1.血管性
• 动脉性
• 海绵体性
• 混合性
2.神经性
3.解剖结构性
4.内分泌性
二、心理性
1.全身性的
A.无反应
• 原发性性唤醒缺乏
• 年龄相关的性唤醒能力下降
B.全身性抑制
• 性亲密行为的慢性紊乱
2.环境性的
A.与配偶相关的
• 在特定的关系中缺乏性唤醒
• 主观愿望原因导致性唤醒缺乏
• 与配偶发生冲突或威胁而导致高级中枢抑制
B.与行动相关的
• 与其他性功能障碍有关（例如很快射精）
• 条件性性行为焦虑（例如害怕失败）
C.与心理性急迫或调适相关的
• 与情绪不佳（如抑郁）或生活中重大事件（如配偶死亡）有关

五、勃起功能障碍的诊断

　　勃起功能障碍的诊断依据主要来自患者（或患者及其性伴侣）有关不能勃起的主诉，但详细的病史搜集、全面而有针对性的体格检查和实验室检查对于勃起功能障碍的诊断、病因的分析，以及治疗方法的确定仍然是十分重要的。

　　勃起功能障碍自评问卷（表 15-1-2）是有效的病史采集工具。目前使用较多的问卷是勃起功能国际指数问卷（ⅡEF），勃起功能国际指数问卷 -5（ⅡEF-5）是其简化版，专门用来评估勃起功能障碍。

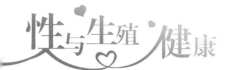

表 15-1-2　勃起功能障碍自评问卷

问题	得分					
	0分	1分	2分	3分	4分	5分
1 对阴茎勃起及维持勃起有多少信心？		很低	低	中等	高	很高
2. 您受到性刺激且阴茎勃起时有多少次能够插入？	无性生活	几乎没有或完全没有	只有几次	有时或大约一半时候	大多数时候	几乎每次或每次
3. 性交时有多少次能在进入阴道后维持阴茎勃起？	没有尝试性交	几乎没有或完全没有	只有几次	有时或大约一半时候	大多数时候	几乎每次或每次
4. 性交时保持勃起至性交完毕有多大困难？	没有尝试性交	非常困难	很困难	有困难	有点困难	不困难
5. 尝试性交时是否感到满足？	没有尝试性交	几乎没有或完全没有	只有几次	有时或大约一半时候	大多数时候	几乎每次或每次

各项得分相加，≥ 22 分为勃起功能正常，12 ～ 21 分为轻度勃起功能障碍，8 ～ 11 分为中度勃起功能障碍，5 ～ 7 分为重度勃起功能障碍。

六、勃起功能障碍的治疗

目前针对勃起功能障碍的治疗方法多种多样，如口服药物、使用真空勃起装置、海绵体注射药物、尿道给药、外科手术等。依据患者对治疗的期望值和治疗意愿可选择不同的治疗方案，多数可取得满意的效果。这些治疗方案均需要专业医疗人士的帮助，此处仅对常见的基础治疗及口服药物治疗进行简单介绍。

1. 基础治疗

这是勃起功能障碍治疗的重要组成部分。首先要改变患者不良的生活方式，戒烟限酒、适当增加体育锻炼、控制体重、合理膳食等。这样不仅能够改善勃起功能，还能够增强患者对药物治疗的反应。同时，如果患者有明确的基础疾病，如高血压、糖尿病、抑郁症等，应积极治疗。如果患者有明显的心理问题，应进行心理疏导。除此之外，患者应该对勃起功能障碍建立正确的认识，并与伴侣积极沟通，共同面对这一问题。

2. 口服药物治疗

口服药物治疗是勃起功能障碍治疗中最简单、最容易进行的治疗方法，目前是勃起功能障碍治疗的首选方案。治疗的药物主要为 5 型磷酸二酯酶抑制剂（PDE5i）。目前国内常用的 PDE5i 包括西地那非、他达拉非和伐地那非，这三种药物的作用机制相似，口服后在性刺激状态下能诱导有效勃起，对勃起功能障碍患者的总体有效率在 80% 左右。主要的使用方法包括按需服用和规律服用。按需服用指性生活前单次服药，而规律服用指每日在大概相同的时间服用。目前两种方案各有利弊，患者可根据自身性交频率、个人期望等与医师一起做出选择。需要注意的是 PDE5i 存在一些副作用，如视觉障碍、肌痛、背痛等；在与其他药物合用时可能存在一定的风险，尤其是与硝酸盐类合用是绝对禁忌，容易造成顽固性低血压。服用 PDE5i 的患者在性生活中发生心绞痛应及时终止性生活，休息 5 ～ 10 min，如疼痛不能明显缓解，应及时请求医院急救，并告知急救人员服用了 PDE5i。除了 PDE5i，雄激素补充制剂也有效，主要用于内分泌性勃起功能障碍的患者。当然，临床上还有一些药物也被证实能够用于勃起功能障碍的治疗，主要有阿扑吗啡、育亨宾、曲唑酮。需要注意的是，所有药物均存在一定的副作用及风险，需要在医师的指导下使用。

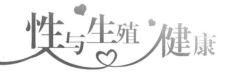

第二节　阴茎异常勃起

阴茎异常勃起是指在无性刺激及性高潮的情况下，阴茎持续完全勃起或部分勃起 4 h 以上，异常勃起与性刺激无关。阴茎异常勃起是一种少见的病理性勃起状态，其发生率约为 1.5/100 000，可以发生在任何年龄段，但 5 ～ 10 岁和 20 ～ 50 岁是本病的高发年龄段。缺血性阴茎异常勃起可导致严重并发症，包括勃起功能障碍、海绵体纤维化和阴茎畸形等，是男科的常见急症之一。

一、常见的病因及危险因素

阴茎异常勃起与全身许多疾病及高危因素相关：

（1）药物因素：药物因素是成人缺血性阴茎异常勃起最常见的原因。主要有阴茎海绵体内注射血管活性药物。5- 磷酸二酯酶抑制剂、藻酸双酯钠、精神类及抗抑郁药物、麻醉药物、抗高血压病药物，以及毒品及酒精类。

（2）血液系统疾病：血液系统疾病是缺血性阴茎异常勃起的一个主要病因。在镰状细胞性贫血、地中海贫血、遗传性球形红细胞性贫血、阵发性睡眠性血红蛋白尿症、葡萄糖 -6- 磷酸脱氢酶缺陷、葡萄糖 -6- 磷酸异构酶缺陷以及红细胞生成异常性贫血患者中，阴茎异常勃起是一个常见的并发症。

（3）血栓性因素：血栓性因素与阴茎异常勃起密切相关。有学者发现脾切除、应用红细胞生成素、透析过程中应用肝素，以及华法林治疗中断均与血栓形成有关，并可导致阴茎异常勃起。

（4）神经系统疾病：神经系统调节在阴茎的疲软与勃起的交替中起着至关重要的作用。梅毒所致神经系统感染、脑肿瘤、癫痫、酒精中毒及脑脊髓损伤等均有可能影响勃起中枢导致异常勃起。椎间盘突出症、腰脊髓狭窄和极少数椎管狭窄或马尾压迫综合征患者均可发生阴茎异常勃起。

（5）肿瘤：与恶性血液系统疾病相比，恶性肿瘤转移浸润所致的阴茎异常勃起极为罕见，且原发性肿瘤多起源于泌尿生殖系统，如膀胱癌、前列腺癌、尿道癌、阴茎癌、肾癌。

（6）外伤：会阴部或阴茎的外伤也可以导致阴茎异常勃起。外伤可以为钝性或穿透伤，最常见的外伤类型为骑跨伤，其他包括性交损伤、阴茎盆底踢伤、盆底骨折、男性新生儿产道伤、针刺撕裂伤、阴茎诊断操作并发症。

二、阴茎异常勃起的分型

阴茎异常勃起临床常用分型为低流量（缺血性）阴茎异常勃起与高流量（非缺血性）阴茎异常勃起。

（1）缺血性阴茎异常勃起：亦称静脉闭塞或低流量异常勃起，是临床最常见的阴茎异常勃起，其特点是阴茎海绵体内血液流入减少甚至无血液流入，静脉血液滞留，海绵体内压力增高。患者典型表现是疼痛性坚硬勃起。

（2）非缺血性阴茎异常勃起：亦称动脉性或高流量阴茎异常勃起，是一种少见的阴茎异常勃起类型，是由各种因素引起的阴茎海绵体动脉持续出血或阴茎海绵体动脉血液经异常通道直接注入阴茎海绵体，导致阴茎海绵体过度充盈。其特点是阴茎海绵体内的血流灌注异常增加，阴茎或会阴外伤是最常见的原因。

（3）特殊类型阴茎异常勃起：① 反复发作性阴茎异常勃起是一种特殊的非缺血性向缺血性逐渐演化的异常勃起，发病率低，一般多见于镰状细胞贫血患者。间歇性异常勃起以阴茎自发的、反复性勃起并伴有勃起疼痛为特征，常夜间自然勃起，而不能自然消退，数次异常勃起之间有自发性的阴茎间歇疲软期。② 睡眠相关性痛性勃起即在睡眠中出现阴茎勃起疼痛，直至痛醒后或排尿后疼痛减轻或消失，每夜可单次或数次发作，而性生活及手淫时一般无勃起疼痛。

三、阴茎异常勃起的诊断

阴茎异常勃起持续时间和体格检查体征非常明显，所以对此病的诊断总体来说相对简单。但是，阴茎异常勃起诊断的核心是对于异常勃起类型的判断。尤其是要首先明确阴茎异常勃起是否为缺血性，缺血性异常勃起需要尽早治疗。阴茎海绵体穿刺血气分析、彩色多普勒超声等检查均为鉴别缺血性与非缺血性阴茎异常勃起的重要方法。

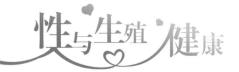

四、阴茎异常勃起的治疗

治疗目的：消除阴茎持续勃起状态，恢复阴茎海绵体正常血流和保护阴茎勃起功能。

（1）缺血性阴茎异常勃起的治疗：对于缺血性阴茎异常勃起，建议及时就医，但是有一些急救措施可以尝试。这些措施包括射精、冰袋冷敷、局部冷水浴。需注意在尝试冷敷及冷水浴时防止冻伤。也有报道，排尿和锻炼能够消除勃起，但是这些方法效果可能有限。对于缺血性阴茎异常勃起，抽吸阴茎海绵体减压为推荐的初始治疗。除此之外还可行海绵体内注射药物及阴茎海绵体分流手术治疗。

（2）非缺血性阴茎异常勃起的治疗：对于非缺血性阴茎异常勃起，目前的治疗包括保守治疗（局部冰敷及口服扩血管药物）、选择性动脉栓塞及手术治疗。

第三节　射精障碍

射精功能障碍是最常见的男性性功能障碍之一。射精功能障碍包括早泄、射精延迟，完全不能射精（称为不射精症）、逆行射精、射精痛和性高潮后疾病综合征（POIS），其中早泄是射精障碍中最常见的疾病。

在性活动期间，持续增高的性唤起达到阈值水平后会触发射精反应，使精液经尿道外口射出，即发生射精；随后会进入消退期，性反应终止。射精过程一般分为三个代表性阶段：精液分泌、射精（或精液射出）和性高潮。大多数健康人在性交时，从阴茎插入阴道到射精的时间即射精潜伏期，一般为 4～15 min。性高潮指性交过程中性高潮达到顶点时所发生强烈的欣快感，常与射精同时发生。

一、早　泄

早泄是射精障碍中最常见的疾病，发病率占成人男性射精障碍发病率的 35%～50%。目前早泄的定义尚存在争议，但均包含了三个主要的因素：较短的射精潜伏时间，缺乏射精的控制能力，以及由上述两方面对患者和／或性伴侣造成的困扰和人际交往障碍。

国际性医学协会于 2013 年 4 月更新了具有循证医学基础的早泄定义：①射精经常或总是发生在阴茎插入阴道之前或插入阴道后大约 1 min 以内（原发性早泄）；或者射精潜伏时间显著缩短，通常短于 3 min（继发性早泄）。②总是或几乎总是不能控制／延迟射精。③消极的心身影响，如苦恼、忧虑、沮丧和（或）躲避性生活等。但是需要注意的是不能机械地采用 1 min 的时间节点来诊断原发性早泄，早泄的诊断需要临床医生的综合判断。

1. 早泄的分类

根据发病时间，早泄可以分为两类，即原发性早泄和继发性早泄。原发性早泄指从第一次性接触开始，在每个或几乎所有伴侣的性交过程中均出现早泄，射精潜伏时间大多数在 1 min 以内。继发性早泄指男性在其生命中某一时间点发生的早泄，该时间点通常是境遇性的，在此之前有过正常射精的经历。

2. 早泄的病因

目前解释早泄的多种生物因素包括：中枢神经系统 5- 羟色胺神经递质紊乱、阴茎头

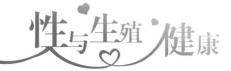

敏感性过高、遗传变异、勃起功能障碍与前列腺炎、甲状腺疾病、心理因素等。

3. 早泄的诊断

早泄的诊断主要依据病史和性生活史。了解发病原因对治疗有一定的指导意义。同时，配偶对于性生活的满意程度对早泄的诊断也很重要。一些实验室检查及特殊的神经电生理检查也有助于早泄的诊断，但目前这些检查的使用并不十分广泛，且有些检查存在主观性大、特异性较差等问题。

4. 早泄的治疗

早泄严重影响患者及伴侣的身心健康和生活质量。因此，除治疗原发病因、延长射精前阴道内潜伏时间、提高患者射精控制力外，还应注重患者及伴侣的心理疏导和治疗，重视相关医学知识的教育和普及。早泄的治疗应强调根据患者疾病的分类诊断和不同病因实施个性化综合治疗，以提高患者及其伴侣性生活的满意程度。目前早泄的治疗方法包括药物治疗、行为心理治疗、外科手术治疗和中医治疗等，需要注意的是手术治疗仍处于探索阶段，选择要慎重。

目前，原发性早泄最好的治疗方法是单独应用药物治疗，或者结合不同级别水平的性心理治疗。继发性早泄的男性应该接受病因治疗，例如性心理咨询或者单独使用勃起功能障碍药物治疗，或者联合早泄药物治疗。目前用于早泄的药物主要有局部麻醉药物、5-羟色胺再摄取抑制剂、PDE5i 和 α-肾上腺素受体阻滞剂等。局麻药物例如利多卡因、丙胺卡因或苯佐卡因外用可以降低阴茎头的敏感度。5-羟色胺再摄取抑制剂如达泊西汀、曲舍林、氟西汀和西酞普兰，以及三环类抗抑郁药（TCA）氯丙米嗪的引入，使早泄的治疗产生了革命性的变化。需要注意的是，目前仅有达泊西汀被批准用于早泄的治疗。

二、其他射精障碍

1. 射精延迟和不射精症

射精延迟是指患者保持正常性欲和勃起功能，但是射精困难造成性交时间过度延长，以致难以达到性高潮，甚至根本就没有性高潮。射精延迟可分为原发性射精延迟和继发性射精延迟两类。射精延迟是较少见的射精障碍，其患者约占射精障碍患者的 4%。

不射精症指患者不能射精而造成性交时间过度延长，以致难以达到性高潮，甚至没有性高潮，常导致男性不育症。不射精症多由器质性原因如脊髓疾患或脊柱损伤、交感神经节损伤、腹膜淋巴结切除术、糖尿病等引起。

射精延迟和不射精症的具体发病机制目前还不完全明确。目前发现的病因主要有：① 解剖结构的异常。包括输精管先天性缺损、射精管梗阻或精囊发育不良、尿道下裂等。

② 神经系统的原因。包括手术所致的下腹腔神经损伤、脊髓损伤、糖尿病及其他神经系统病变等。③ 药物因素。如神经节阻滞剂、镇静安定药物、抗抑郁药物、抗高血压药物、抗精神病药物。④ 心理性原因。如害怕性生活失败，对性生活缺乏自信，担心女方妊娠，以及自罪感或不安感和过去不正当的性意识或性行为等。

射精延迟和不射精症的诊断需要详细采集患者的病史，进行常规的体格检查，并根据上述内容的阳性发现进行额外的附加检查。射精延迟和不射精症的治疗方法主要包括心理及性教育、行为治疗、药物治疗等。对育龄男性还要关注其男性不育的问题，告知不射精症会导致不孕的风险，必要时可以使用取精技术和辅助生殖技术。

2. 逆行射精

指性生活时随着性高潮而射精，但是精液不从尿道外口射出，而是逆行射入膀胱。逆行射精的病因包括解剖结构异常或先天性疾病、糖尿病、膀胱尿道炎症、膀胱颈部肌肉功能异常、膀胱前列腺手术等。特别是经尿道前列腺切除术造成逆行射精的概率达 42% ～ 100%。逆行射精是不育症的病因之一，由其导致的不育症患者数量约占所有不育症患者的 0.3% ～ 2%。诊断主要依靠人工诱导射精后取尿液检查精子。逆行射精的治疗主要包括药物治疗和手术治疗，但药物治疗的成功率存在不确定性，而膀胱颈重建手术的效果也不理想。对于各种方法治疗无效而又有生育要求的患者，可使用人工授精方法完成受孕。

3. 射精痛

指在性交达到性高潮射精时发生性器官部位的疼痛，是一个疾病特征不太确定的综合征。与尿道炎、前列腺增生、急慢性前列腺炎、精囊炎、精囊结石或射精管堵塞等有关。射精痛的治疗主要是明确病因及针对病因治疗。

（刘春辉）

参考文献

[1] DIAZ V A, Jr, CLOSE J D. Male sexual dysfunction[J]. Prim Care, 2010, 37(3): 473-489, Ⅶ - Ⅷ.
[2] REW K T. Men's health: Male sexual dysfunction[J]. FP Essent, 2021, 503: 28-33.
[3] SHAMLOUL R, GHANEM H. Erectile dysfunction[J]. Lancet, 2013, 381 (9861): 153-165.
[4] MARTIN C, NOLEN H, PODOLNICK J, et al. Current and emerging therapies in premature ejaculation: Where we are coming from, where we are going[J]. Int J Urol, 2017, 24 (1): 40-50.
[5] MARTIN-TUITE P, SHINDEL A W. Management options for premature ejaculation and delayed ejaculation in men[J]. Sex Med Rev, 2020, 8 (3): 473-485.
[6] 孙颖浩. 吴阶平泌尿外科学 [M]. 北京：人民卫生出版社，2019.
[7] 夏术阶，吕福泰，辛钟成，等. 郭应禄男科学 [M]. 北京：人民卫生出版社，2019.

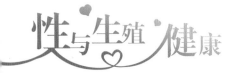

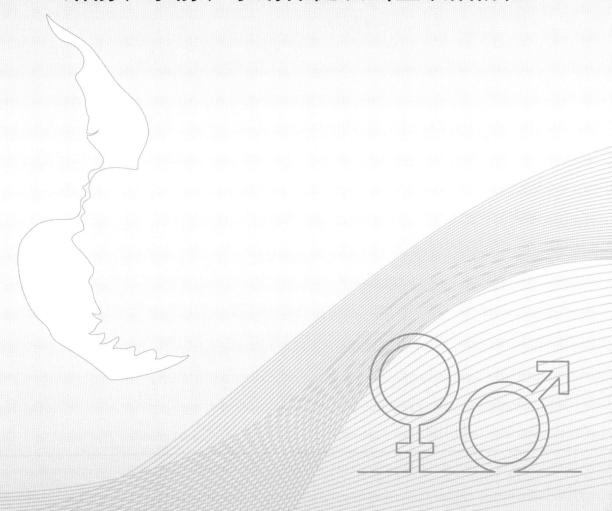

第16章

婚前、孕前、孕期保健及出生缺陷防控

第一节　婚前须知

为维护公民生殖健康，促进婚姻家庭幸福，我国推行建立婚前保健制度，为准备结婚的男女双方提供一系列医疗保健服务。

一、婚前保健服务的定义

婚前保健是在结婚登记前对准备结婚的男女双方进行的婚前医学检查、婚育健康指导和提供咨询服务。婚前保健是法定母婴保健服务和生育全程服务的重要内容，也是保障母婴健康、预防出生缺陷、提高婚育质量和出生人口素质的重要措施。近年国家加大婚前保健宣传教育力度，提倡公民将"要我婚检"转变为"我要婚检"，树立健康婚育新风尚。

二、婚前医学检查的意义

婚前医学检查是婚前保健服务的重要内容和关键环节，也是婚育健康指导和咨询的前提和基础。通过婚前医学检查，及早发现、诊断和治疗影响婚育和生殖健康的疾病，有助于防止疾病传播、保障母婴健康、提高婚育质量，对于维护男女双方健康权益、促进婚姻家庭幸福和谐、提高我国出生人口素质具有重要意义。准备结婚的男女双方应认真履行个人社会责任，主动接受婚前医学检查，维护双方健康知情权。这也是每个公民应尽的义务，体现了对家庭和社会高度负责的态度。

婚前医学检查的目的主要包括以下三个方面：

1. 检出性病等指定传染病，防止疾病传播。

2. 发现遗传性疾病及其高危因素，预防出生缺陷。

3. 发现婚育相关疾病并实施健康咨询指导，促进生殖健康和家庭幸福。

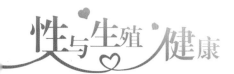

三、婚前医学检查的主要项目

婚前医学检查项目包括询问病史、体格检查、常规辅助检查和其他特殊检查，应根据需要并按自愿原则确定。

检查女性生殖器官时可做肛门腹壁双合诊，如需做阴道检查，须征得本人或家属同意。除处女膜发育异常外，严禁对其完整性进行描述。对可疑发育异常者，应慎重诊断。

四、哪些人需要接受婚前医学检查？什么时候、到哪里接受检查？

准备结婚的男女双方应在结婚登记前到当地经批准开展婚前医学检查的医疗卫生机构接受婚前医学检查等婚前保健服务。

经批准开展婚前医学检查的医疗卫生机构详情可在当地卫生健康委网站查询，或可咨询当地医疗卫生机构和卫生健康行政部门。获准开展婚前医学检查的医疗卫生机构应当坚持科学规范、知情自愿原则，为公民提供婚前医学检查、婚育健康咨询指导等婚前保健服务。

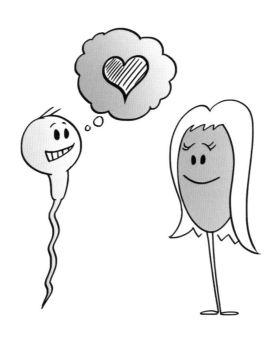

第二节　孕前须知

孕前保健是孕期保健的前移，是指夫妻在准备受孕前三个月内进行一系列检查，以降低或消除导致出生缺陷等不良妊娠结局的危险因素，预防出生缺陷发生，提高出生人口素质。孕前保健可以帮助夫妇在健康、生活行为、心理和环境等方面做好准备，提高孕育孩子的计划性和优质性。

一、健康教育及指导

遵循普遍性指导和个性化指导相结合的原则，对计划妊娠的夫妇进行孕前健康教育及指导，主要内容包括：① 有准备、有计划地妊娠，避免高龄妊娠。② 合理营养，控制体质量（体重）增加。③ 补充叶酸 0.4～0.8 mg/d，或经循证医学验证的含叶酸的复合维生素。既往发生过神经管缺陷（NTD）的孕妇则需补充叶酸 4 mg/d。④ 有遗传病、慢性疾病和传染病而准备妊娠的妇女，应评估疾病与妊娠的母儿结局并接受指导，以减小风险。⑤ 合理用药，避免使用可能影响胚胎正常发育的药物。⑥避免接触生活及职业的环境中的有毒有害物质（如放射线、高温、铅、汞、苯、砷、农药等），避免密切接触宠物。⑦改变不良的生活习惯（吸烟、酗酒、吸毒）及生活方式，避免高强度工作、强噪声环境和家庭暴力。⑧保持心理健康，解除精神压力，预防孕期及产后心身问题的发生。⑨合理选择运动方式。

二、常规保健

1. 评估孕前高危因素

（1）询问准备妊娠夫妇的健康状况。

（2）评估既往慢性疾病史、家族和遗传病史，不宜妊娠者应及时告知。

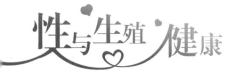

（3）详细了解不良孕产史。

（4）了解其生活方式、饮食营养、职业状况及工作环境、运动（劳动）情况、家庭暴力情况、人际关系等。

2. 身体检查

（1）包括测量血压、体质量，计算体重指数（BMI），BMI ＝体质量（kg）／身高（m）^{2}。

（2）常规妇科检查。

三、辅助检查

1. 必查项目

包括以下项目：① 血常规；② 尿常规；③ 血型（ABO 和 Rh）；④ 肝功能；⑤ 肾功能；⑥ 空腹血糖；⑦ HBsAg；⑧ 梅毒螺旋体；⑨ HIV 筛查；⑩ 宫颈细胞学检查（1 年内未查者）。

2. 备查项目

包括以下项目：① 弓形虫、风疹病毒、巨细胞病毒和单纯疱疹病毒（TORCH）筛查；② 宫颈阴道分泌物检查（阴道分泌物常规、淋球菌、沙眼衣原体等）；③ 甲状腺功能检测；④ 地中海贫血筛查（广东、广西、海南、湖南、湖北、重庆等地）；⑤ 75 g 口服葡萄糖耐量试验（OGTT），针对高危妇女；⑥ 血脂检查；⑦ 妇科超声检查；⑧ 心电图检查；⑨ 胸部 X 线检查。

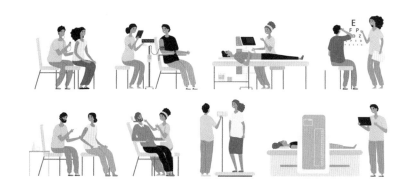

第三节　孕期须知

孕期保健要求在特定的时间系统提供有证可循的产前检查项目。产前检查的时间安排要根据产前检查的目的来决定。

一、产前检查的次数及孕周

合理的产前检查次数及孕周不仅能保证孕期保健的质量，也能节省医疗卫生资源。对发展中国家无合并症的孕妇，WHO（2016 年）建议至少需要进行 4 次产前检查，孕周分别为妊娠＜ 16 周、24 ～ 28 周、30 ～ 32 周和 36 ～ 38 周。根据目前我国孕期保健的现状和产前检查项的需要，推荐的产前检查次数 7 次及以上，孕周分别是：妊娠 6 周～ 13 周零 6 天、14 周～ 19 周零 6 天、20 ～ 24 周、24 ～ 28 周、30 ～ 32 周、33 ～ 36 周、37 ～ 41 周。有高危因素者应酌情增加次数。

二、产前检查的内容

（一）首次产前检查（妊娠 6 周～ 13 周零 6 天）

1. 健康教育及指导

① 流产的认识和预防。② 营养和生活方式的指导（卫生、性生活、运动锻炼、旅行、工作）。③ 继续补充叶酸 0.4 ～ 0.8 mg/d 至孕 3 个月，有条件者可继续服含叶酸的复合维生素。④ 避免接触有毒有害物质（如放射线、高温、铅、汞、苯、砷、农药等），避免密切接触宠物。⑤ 慎用药物，避免使用可能影响胎儿正常发育的药物。⑥ 必要时，孕期可接种破伤风或流感疫苗。⑦ 改变不良的生活习惯（如吸烟、酗酒、吸毒等）及生活方式，避免高强度的工作、高噪声环境和家庭暴力。⑧ 保持心理健康，解除精神压力，预防孕期及产后心理问题的发生。

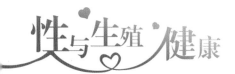

2. 常规保健

① 建立孕期保健手册。② 仔细询问月经情况，确定孕周，推算预产期。③ 评估孕期高危因素。评估孕产史，特别是不良孕产史如流产、早产、死胎、死产史，生殖道手术史，有无胎儿的畸形或幼儿智力低下，孕前准备情况，本人及配偶家族史和遗传病史。注意有无妊娠合并症，如高血压、心脏病、糖尿病、肝肾疾病、系统性红斑狼疮、血液病、神经和精神疾病等，及时请相关学科会诊，对于不宜继续妊娠者应告知并及时终止妊娠；对于高危妊娠继续妊娠者，应评估是否转诊。评估本次妊娠有无阴道出血，有无可能致畸的因素。④ 身体检查。包括测量血压、体质量，计算BMI；常规妇科检查（孕前3个月未做者）；胎心率测定（妊娠12周左右采用多普勒听诊）。

3. 必查项目

① 血常规；② 尿常规；③ 血型（ABO和Rh）；④ 肝功能；⑤ 肾功能；⑥ 空腹血糖；⑦ 乙肝表面抗原HBsAg；⑧ 梅毒螺旋体；⑨ 艾滋病HIV筛查（注：孕前6个月已查的项目，可以不重复检查）。

4. 备查项目

① 丙型肝炎病毒（HCV）筛查。② 抗D滴度检查（Rh阴性者）。③ 高危孕妇或有症状者75g OGTT（糖耐量试验）。④ 地中海贫血筛查（广东、广西、海南、湖南、湖北、四川、重庆等地）。⑤ 甲状腺功能检测。⑥ 血清铁蛋白（血红蛋白＜105 g/L者）。⑦ 结核菌素试验（PPD）（高危孕妇）。⑧ 宫颈细胞学检查（孕前12个月未检查者）。⑨ 宫颈分泌物检测淋球菌和沙眼衣原体（高危孕妇或有症状者）。⑩ 细菌性阴道病（BV）的检测（有早产史者）。⑪ 排查胎儿染色体非整倍体异常：早孕期母体血清学筛查［妊娠相关血浆蛋白A（PAPPA）和游离β-hCG，妊娠10周～13周零6天］。注意事项：空腹，超声检查确定孕周，确定抽血当天的体质量。高危者可考虑绒毛活检或联合中孕期血清学筛查结果再决定羊膜腔穿刺检查。⑫ 超声检查。在早孕期行超声检查确定宫内妊娠和孕周，胎儿是否存活，胎儿数目或双胎绒毛膜性质，子宫附件情况。在妊娠11周～13周零6天超声检查测量胎儿颈后透明层（nuchal translucency, NT）厚度，核定孕周。⑬ 绒毛穿刺取样术（妊娠10周～13周零6天，主要针对高危孕妇）。⑭ 心电图检查。

（二）妊娠14周～19周零6天产前检查

1. 健康教育及指导

① 流产的认识和预防；② 妊娠生理知识；③ 营养和生活方式的指导；④ 中孕期胎儿染色体非整倍体异常筛查的意义；⑤ 血红蛋白＜105 g/L，血清铁蛋白＜12 μg/L，补充元素铁60～100 mg/d；⑥ 开始补充钙剂600 mg/d。

2. 常规保健

① 分析首次产前检查的结果。② 询问阴道出血、饮食运动情况。③ 行身体检查，包括血压、体质量，评估孕妇体质量增长是否合理；测宫底高度和腹围，评估胎儿体质量增长是否理；胎心率测定。

3. 必查项目

无特殊规定。

4. 备查项目

① 胎儿染色体非整倍体异常的筛查：中孕期母体血清学筛查（妊娠 15～20 周，最佳检测孕周为 16～18 周）。注意事项：同早孕期血清学筛查。② 羊膜腔穿刺检查胎儿染色体核型（妊娠 16～22 周，针对预产期时孕妇年龄 ≥ 35 岁或高危人群）。

（三）妊娠 20～24 周产前检查

1. 健康教育及指导

① 早产的认识和预防。② 营养和生活方式的指导。③ 胎儿系统超声筛查的意义。

2. 常规保健

① 询问胎动、阴道出血、饮食运动情况。② 身体检查同妊娠 14 周～19 周零 6 天产前检查。

3. 必查项目

① 胎儿系统超声筛查（妊娠 18～24 周），筛查胎儿的严重畸形。② 血常规、尿常规。

4. 备查项目

宫颈评估（超声测量宫颈长度）。

（四）妊娠 24～28 周产前检查

1. 健康教育及指导

① 早产的认识和预防。② 妊娠糖尿病（GDM）筛查的意义。

2. 常规保健

① 询问胎动、阴道出血、宫缩、饮食运动情况。② 身体检查同妊娠 14 周～19 周零 6 天产前检查。

3. 必查项目

① 妊娠糖尿病（GDM）筛查。75 g OGTT 正常上限为空腹血糖 5.1 mmol/L，餐后 1 h 血糖 10.0 mmol/L，餐后 2 h 血糖 8.5 mmol/L。或者通过检测空腹血糖作为筛查标准。② 尿常规。

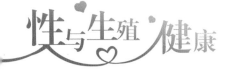

4. 备查项目

① 抗 D 滴度检查（血型 Rh 阴性者）；② 宫颈阴道分泌物检测胎儿纤维连接蛋白（fFN）水平（早产高危者）。

（五）妊娠 30 ～ 32 周产前检查

1. 健康教育及指导

① 分娩方式指导；② 开始注意胎动；③ 母乳喂养指导；④ 新生儿护理指导。

2. 常规保健

① 询问胎动、阴道出血、宫缩、饮食、运动情况；② 身体检查同妊娠 14 周～ 19 周零 6 天产前检查及胎位检查。

3. 必查项目

① 血常规、尿常规；② 超声检查：胎儿生长发育情况、羊水量、胎位、胎盘位置。

4. 备查项目：早产高危者，超声测量宫颈长度或宫颈阴道分泌物检测 fFN 水平。

（六）妊娠 33 ～ 36 周产前检查

1. 健康教育及指导

① 分娩前生活方式的指导；② 分娩相关知识（临产的症状、分娩方式指导、分娩镇痛）；③ 新生儿疾病筛查；④ 抑郁症的预防。

2. 常规保健

① 询问胎动、阴道出血、宫缩、皮肤瘙痒、饮食、运动、分娩前准备情况；② 身体检查同妊娠 30 ～ 32 周产前检查。

3. 必查项目：尿常规。

4. 备查项目

① 妊娠 35 ～ 37 周 B 族链球菌（GBS）筛查：具有高危因素（如合并糖尿病、前次妊娠出生的新生儿有 GBS 感染等）的孕妇取肛周与阴道下 1/3 的分泌物培养；② 妊娠 32 ～ 34 周肝功能、血清胆汁酸检测；③ 妊娠 34 周开始电子胎心监护（无负荷试验，NST）检查（高危孕妇）；④ 心电图复查（高危孕妇）。

（七）妊娠 37 ～ 41 周产前检查

1. 健康教育及指导

① 分娩相关知识（临产的症状、分娩方式指导、分娩镇痛）；② 新生儿免疫接种指

导；③产褥期指导；④胎儿宫内情况的监护；⑤妊娠≥41周，住院并引产。

2. 常规保健

①询问胎动、宫缩、见红等；②身体检查同妊娠30～32周产前检查，行宫颈检查及Bishop评分。

3. 必查项目

①超声检查：评估胎儿大小、羊水量、胎盘成熟度、胎位和脐动脉收缩期峰值和舒张末期流速之比（S/D比值）等；②NST检查（每周1次）。

4. 备查项目

无。

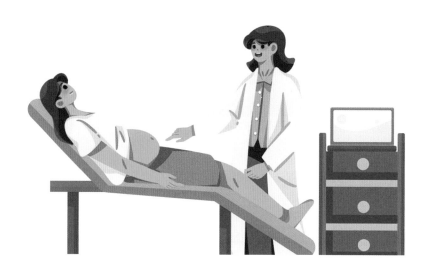

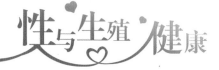

第四节　出生缺陷防控

一、定　义

出生缺陷也称先天发育异常，是指婴儿出生前发生的而非分娩损伤所致的身体结构、功能或代谢异常，是导致早期流产、死胎、婴幼儿死亡和先天残疾的主要原因。出生缺陷病种诸多，病因复杂，目前已知的人类出生缺陷超过 8 000 种，基因突变等遗传因素和环境因素均可导致出生缺陷发生。2012 年原卫生部发布的《中国出生缺陷防治报告》显示，出生缺陷总发生率约为 5.6%，每年新增出生缺陷约 90 万例。

随着社会发展而伴发的婚龄、孕龄的推迟，导致高龄孕产妇逐年增加，进一步增加了潜在出生缺陷的发生率。出生缺陷不但严重影响儿童的生命和生活质量，也给家庭带来沉重的精神和经济负担，已成为影响人口素质和群体健康水平的全球性公共卫生问题。

二、防治现状

国家卫健委组织制定并发布《全国出生缺陷综合防治方案》，要求截止到 2022 年出生缺陷防治知识公民知晓率达到 80%，夫妇婚前医学检查率达到 65%，孕妇孕前优生健康检查率达到 80%，产前筛查率达到 70%；新生儿遗传代谢性疾病筛查率达到 98%，新生儿听力筛查率达到 90%，确诊病例治疗率均达到 80%。

目前国家已启动实施了免费孕前优生健康检查、增补叶酸预防神经管缺陷、地中海贫血防控、贫困地区新生儿疾病筛查等重大公共卫生项目，广泛开展出生缺陷防治社会宣传和健康教育，逐步将儿童先天性心脏病等出生缺陷治疗纳入大病保障，着力推进出生缺陷综合防治，神经管缺陷、重型地中海贫血等出生缺陷的发生率明显下降。但从整体来看，我国出生缺陷防治服务能力与群众日益增长的优生需求仍有较大差距，先天性心脏病、21 三体综合征、耳聋等严重出生缺陷尚未得到有效控制，出生缺陷防治工作任重道远。

三、病　因

出生缺陷主要由遗传因素、环境因素共同作用引起，且受到个人行为的影响。

1. 遗传因素

（1）染色体异常：包括由染色体片段重复、缺失、异位导致的结构异常，以及染色体数量增减等染色体数目异常。

（2）单基因遗传：由单基因突变引起的单基因遗传，常表现为某种酶缺失引起的代谢异常。

（3）多基因遗传：受到多个微效基因共同影响发生的遗传性疾病，亦会受到环境因素影响。

2. 环境因素

（1）生物因素：孕妇受到弓形虫、巨细胞病毒、单纯疱疹病毒和风疹病毒等病原微生物影响。

（2）物理因素：孕妇受到 X 射线、高温、放射性核素等因素影响。

（3）化学因素：亚硝基化合物、苯类化合物以及铅、汞、砷等重金属物质等具有致畸性，孕妇过量接触，易导致出生缺陷。

四、综合防控策略

为减少出生缺陷的发生，WHO 提出了出生缺陷的三级预防策略：一级预防是指在孕前及孕早期（又称为围孕期）阶段进行综合干预，这是防止出生缺陷的第一道防线。二级预防是指在孕期进行产前筛查和产前诊断，做好孕期保健，这是防止和减少出生缺陷的第二道防线。三级预防是指及早发现和治疗出生缺陷儿，尽量改善其预后，这是最大程度地减轻出生缺陷危害、提高患儿生活质量的第三道防线。

1. 一级预防（孕前干预）

一般从计划受孕前 6 个月开始，包括婚前保健，婚前医学检查，孕前优生健康检查，孕期保健，避免女职工接触有毒、有害、放射性物质，地中海贫血筛查，增补叶酸等，这些都是目前公认的最经济有效的预防措施。

大力普及出生缺陷防治知识，增强公民自我保健意识和能力。医疗卫生机构要发挥主战场作用，有针对性地开展优生咨询服务，倡导适龄生育，指导科学备孕。加强婚前保健，推广婚姻登记、婚前医学检查和生育指导"一站式"服务模式。落实国家免费孕

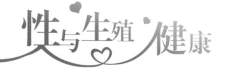

前优生健康检查，推动城乡居民全覆盖。科学补服叶酸，预防胎儿神经管缺陷。

2. 二级预防（产前干预）

通过孕期筛查和产前诊断识别胎儿严重出生缺陷，及时终止妊娠，是一级预防的补充。主要检查手段包括影像学（产前超声检查）、血清学（高通量测序无创产前检测NIPT）、分子生物学方法（胚胎植入前遗传学诊断）和胎儿宫内治疗等，检出率高。

广泛开展产前筛查，普及产前筛查适宜技术，规范应用高通量基因测序等技术，逐步实现孕妇在孕 28 周前在自愿情况下至少接受 1 次产前筛查。对高危孕妇要指导其及时到有资质的医疗机构接受产前诊断服务。对确诊的先天性心脏病、21 三体综合征、神经管缺陷、地中海贫血等严重出生缺陷病例及时给予医学指导和建议。

3. 三级预防（产后干预）

主要包括新生儿遗传代谢病筛查、听力筛查、内外科康复治疗等，以防止病残，促进健康。全面开展苯丙酮尿症、先天性甲状腺功能减退症和听力筛查，加强新生儿疾病筛查阳性病例的随访、确诊、治疗和干预，提高确诊病例治疗率。逐步扩大筛查病种范围，有条件的地方可将先天性肾上腺皮质增生症、葡萄糖 -6- 磷酸脱氢酶缺乏症等遗传代谢性疾病和先天性心脏病、髋关节发育不良等先天性结构畸形纳入新生儿疾病筛查范围。

4. 加强监督管理，规范防治服务

针对先天性心脏病、21 三体综合征、耳聋、地中海贫血等严重出生缺陷及重点新生儿遗传代谢性疾病，逐步制订和完善相关防治规范和指南。加强出生缺陷防治相关机构和人员管理，定期公布经批准开展产前诊断等专项技术的医疗机构名单，强调执业资质。加强对医学检验实验室开展产前筛查、新生儿疾病筛查等服务的行业监管。加强质量安全控制与评价，建立随机抽查和通报制度，不断提高服务质量。

五、遗传咨询

遗传咨询是由从事医学遗传学相关工作的专业人员或咨询医师对咨询者提出的家庭中遗传性疾病的发病原因、遗传方式、诊断、预后、复发风险率、防治等问题进行解答，并就咨询者提出的婚育问题提出建议和具体指导供参考。

1. 遗传咨询临床分类

（1）婚前咨询。主要问题：① 本人、对方及家属中的某种遗传病对婚姻及对后代健康的影响；② 双方有一定的亲属关系，能否结婚和生育，如生育，对后代的影响如何；③ 双方一方患有某种疾病，能否结婚和生育，后代情况如何。

（2）孕期咨询。主要问题：① 夫妻双方中一方或家属为遗传病患者，所生育的子女是否会患病，发病率如何；②曾生育过遗传病患儿，再妊娠是否会生育同样患儿；③夫妻双方中一方有致畸因素接触史，会不会影响胎儿健康。

（3）一般咨询。主要问题：①习惯性流产是否有遗传方面原因；②多年不孕的原因及生育指导；③有致畸接触史及对后代的影响；④某些畸形与遗传有无关系；⑤已确诊的遗传病能否治疗。

2. 遗传咨询原则

（1）尽可能收集证据原则：务必要充分收集、了解患者及家属的基本资料和相关检测结果，计算出再发风险，综合评判。

（2）非指令性咨询原则：在全面了解并进行分析后，将再发风险率告知患者或来访者，并提出建议供患者或家属参考，让其根据具体情况自己做出结婚或生育的决定。

（3）尊重原则：从事遗传咨询的人员应态度亲和，密切注意咨询对象的心理状态，并给予必要疏导。

（4）知情同意原则：尽可能让咨询对象充分了解疾病可能的发生风险，以及建议采用的产前诊断技术的目的、必要性、风险及局限性等，是否采用某项诊断技术由受检者本人或其家属决定。

（5）守密和信任原则：从事遗传咨询的人员应尊重咨询对象的隐私权，咨询时无关人员不得在场，对咨询对象提供的病史和家族史等给予保密。未经咨询对象许可不得传播和使用。

（于红）

参考文献

[1] 中华人民共和国母婴保健法 [Z]. 中华人民共和国全国人民代表大会常务委员会公报，2017-11-04.

[2] 丁雪，衡驰，吕剑楠，等. 国外婚前保健服务的经验与启示 [J]. 中国卫生政策研究，2016，9（5）：30-34.

[3] 国家卫生健康委等五部门. 全面加强婚前保健和出生缺陷防治工作 [J]. 青春期健康，2020（12）：8-9.

[4] World Health Organization. WHO recommendations on antenatal care for a positive pregnancy experience[M].Geneva: World Health Organization，2016.

[5] 中华医学会妇产科学分会产科学组.孕前和孕期保健指南（2018）[J]. 中华妇产科杂志，2018，53（1）：7-13.

[6] 刘珍，周阳文，李小洪，等. 出生缺陷防控健康教育专家共识 [J]. 中国妇幼保健，2022，37（5）：775-779.

[7] 关于印发全国出生缺陷综合防治方案的通知 [Z]. 中华人民共和国国家卫生健康委员会公报，2018-09-01.

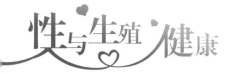

第**17**章

女性乳腺保健

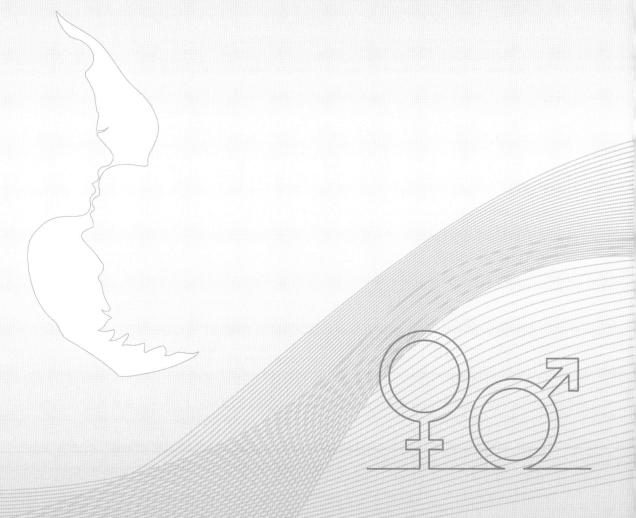

第一节　乳腺发育及其影响因素

乳房是两个半球形的性征器官，乳头位于乳房的中心，周围黑色素沉着的区域称为乳晕。乳晕内含有乳晕腺，腺体有 15～20 个腺叶，每一腺叶有其独立的乳管，腺叶和乳管以乳头为中心呈放射状排列。乳房的悬韧带起着支撑和固定乳房的作用。

乳房发育主要发生在三个时期，即子宫内胎儿期、青春期和妊娠期。出生后女性初级乳管系统处于静息状态，青春期女性体内雌激素对乳腺受体的刺激是乳腺发育的关键，大部分乳腺乳管在青春期形成。青春期乳房发育分为五个时期：1 期为前青春期；2 期时乳蕾出现、乳晕增大；3 期时乳房和乳晕均增大；4 期时出现乳晕的第二个小丘；5 期时具有成熟的乳房外形。

乳房的生长发育受生殖内分泌轴系的多种激素的影响，如脑垂体分泌的促性腺激素、催乳素，卵巢分泌的雌激素和孕激素；此外还需要肾上腺和甲状腺分泌的激素、垂体分泌的生长激素等的作用，乳房的发育才能充分、完善。发育的乳房是女性的第二性征之一，所以在判断乳房发育是否正常时必须结合其他第二性征一起进行分析。如果其他第二性征发育都正常，唯独乳房不发育，那很可能乳房本身存在问题，如乳房对上述激素不敏感，也可能是某个特定激素的水平不正常。如果整个第二性征都未发育，那么就需要去医院认真检查导致性发育障碍的原因了。除了遗传因素、营养、环境和气候等影响，乳房发育还会受到其他多种因素的影响，甚至包括日常生活习惯如姿势、体育锻炼情况、情绪等。

姿势：长期从事案头工作者如不坐正或前倾过度，身体重心就会偏移，使胸部与桌面贴近，乳房处于被挤压的不利状态。如果压迫时间过长，乳房就会出现不适及疲惫、刺痛，如此久而久之，乳房甚至会发生疾病。建议伏案时要养成上身基本挺直的习惯，胸部与书桌应相距 10 cm 左右。

体育锻炼：体育锻炼不当会造成形体异常并影响女性乳房的正常发育。有些进入青春期的女孩为使乳房尽早成型，强迫自己每日负重训练，或用丰乳器助力，这种方法很不妥当。健康女孩的乳房在青春期发育完善后自然会丰满，而过早给胸部施加压力反而会使乳房内腺体的结构紊乱，影响其正常发育。

情绪：乳腺组织受内分泌激素和调节因子的影响，尤其在围月经期，女性激素水平偏高，可刺激乳腺，会暂时出现胸闷不适、乳房肿胀有硬结等情况。如此时情绪波动、烦躁不安，便会扰乱神经及内分泌系统的代谢，加重乳房的负担。因此，避免情绪大起大落，经常保持愉快的心情有益于乳房的健康。

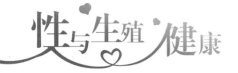

第二节　乳腺保健和疾病预防

乳房是女性美的标志，同时乳腺健康也是女性健康的重要组成部分。乳腺疾病的发病率很高，几乎所有的女性都会受到各种乳腺疾病的困扰，特别是 21 世纪以来，乳腺癌的发病率上升，我国乳腺癌发病率已跃居女性恶性肿瘤发病率的首位。因此，重视乳腺疾病的预防与保健是每位女性公民应具备的科学素养。男性乳腺癌约占总体乳腺癌群体的 0.31%，不在本节讨论范围之内。

乳腺疾病常见的症状有乳房疼痛、乳房肿块、乳头溢液等。如果出现这些症状，我们应该如何处理呢？

女性在青春期发育的时候，乳房会经常胀痛，有时经期乳腺痛到不能触碰，这属于青春期发育的正常现象。也有较多女性在月经前出现乳房胀痛，这是由于彼时体内雌、孕激素失衡，症状多会在月经结束时消失，可不做特殊处理，但应定期做乳腺体检。

女性怀孕时，乳腺腺泡发育，为哺乳做准备，因而常发生乳房胀痛，严重者可能持续整个孕期。生产后，腺泡开始分泌乳汁，如果乳腺导管分泌不畅，就会导致乳房疼痛。疼痛一般在排乳通畅后消退。如果乳汁一直淤积、排出不畅，同时不注意乳头卫生，就会导致急性乳腺炎。发生乳腺炎者应保持清洁，及早排空乳汁，哺乳期可遵医嘱予抗感染治疗或外敷药物治疗，必要时可手术切开局部脓肿引流。

行超声检查时报告乳腺增生不必过分担忧，乳腺增生和我们的情绪息息相关，因此保持乐观的心理状态十分重要。如报告乳腺结节则应至乳腺科就诊，一般 4 级及以上的结节有必要行病理检查。

乳房肿块多无疼痛不适，直径小于 1 cm 者无法自我发现，较大肿块多数于触摸乳房时发现，一般常见于乳腺纤维腺瘤、乳房肉瘤、乳腺癌等。由于无疼痛、不适，乳房肿块常常被忽视，手术是其唯一可行且有效的治疗方法。我们应该定期接受乳腺检查，提倡母乳喂养，减少脂肪摄入，保持健康的生活方式，对疾病做到早发现、早诊断、早治疗。

乳头溢液分为生理性和病理性两类。生理性乳房溢液常见于妊娠期和哺乳期的妇女，病理性可见于导管内乳头状瘤、导管扩张、乳腺癌等。发现乳头溢液应及时到医院检查，明确病因，及时诊治。

2020 年中国女性乳腺癌的发病率为 59.0/10 万，居全国女性恶性肿瘤发病谱首位。乳腺癌的致病因素尚不清楚，目前认为与以下因素有关：长期工作压力，异常精神刺激，抑郁，爱生闷气，喜欢吃油炸、高脂肪、腌制食品，内分泌紊乱等。同时，大龄未婚未育、产后未母乳喂养、月经初潮过早或绝经过迟等均为危险因素。乳腺癌早期的临床表现为患侧乳房出现无痛性单发小肿块，质硬，表面不光滑，不易被推动；晚期肿块固定，乳头溢液，皮肤溃疡伴出血，随着肿瘤的生长，肿瘤累及悬韧带，可出现"酒窝征"，皮下淋巴管被癌细胞堵塞，淋巴回流障碍，皮肤呈橘皮样改变，肿瘤侵入乳管，使乳头回缩、凹陷。

乳腺自我检查有助于早期发现乳腺癌。乳房自检的最佳时间是月经来潮后的第 9 天至第 11 天，此时激素对乳腺的作用最小，乳房相对处于静止状态，容易发现病变。我们首先选一面大小合适的镜子，脱去所有衣物，仔细观察乳房的形状、有无凹陷，乳头有无分泌物，双手举起再查看一次上述情形，然后张开五指，在乳房上以画圈的方式从内侧滑动到外侧，再从外侧滑动到内侧；把四指放到腋下，检查有无肿块，检查乳晕有无溢液。最后仰躺，取一个坐垫垫在一侧胸部的下面，移动四指指腹，检查乳房有无肿块，然后换另一侧再检查。

关于乳房的保健，主要关注以下几个方面：① 青春期要加强身体锻炼，均衡营养，可在早晚进行乳房自我按摩，注意不要束胸。② 围月经期应保持心情愉快，起居作息规律，劳作适宜。③ 妊娠期应注意乳房的清洁卫生。妊娠中期起，应每日坚持做乳头和乳房保健。妊娠期应选择松紧合适的胸罩托起乳房，以免乳房下垂和损伤。④ 哺乳期每次喂奶前后都应使用温开水轻轻洗净乳头和乳晕。注意婴儿的口腔卫生，两侧乳房交替喂奶，如有余奶应轻轻挤出。如果出现乳房排乳不畅，或出现肿块、结节，应及时就医。⑤ 更年期是女性"多事之秋"，也是乳腺癌的高发期，处于更年期的妇女应高度关注乳房健康。

预防乳腺癌，我们应该做到多吃新鲜的蔬菜、水果，少食高脂肪食物，戒烟酒，多运动，少超重。保持健康的心态，建立良好的人际关系。同时坚持常规健康体检，如发现任何异常，应及时到医院做进一步检查，对疾病做到早发现、早诊断、早治疗。

（范丽丽）

参考文献

［1］郝晓莹，梁婷婷，郝敏.小儿及青少年女性乳腺问题［J］.中国计划生育和妇产科,2019,11（12）：13-14.

［2］JUNG N, MAGUER-SATTA V, GUYOT B. Early steps of mammary stem cell transformation by exogenous signals: Effects of bisphenol endocrine eisrupting chemicals and bone morphogenetic proteins[J]. Cancers, 2019, 11（9）：1351-1351.

［3］马薇，金泉秀，吴云飞，等.乳腺增生症诊治专家共识［J］.中国实用外科杂志,2016,36（7）：759-762.

［4］张晓辉,孙强,李炎,等.中国女性乳腺癌预防专家共识［J］.中国研究型医院,2022,9（4）：5-13.

［5］中华医学会外科学分会乳腺外科学组.中国男性乳腺癌临床诊治实践指南（2023 版）［J］.中国实用外科杂志,2023,43（2）:139-143.

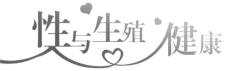

后记

目前，我国性教育仍然面临一些亟待解决的问题：现实生活中，低龄性侵事件时有发生；性早熟儿童逐年增加，并呈现低龄化趋势；未成年人恋爱呈低龄化、公开化发展；性知识缺乏导致的心理疾病和家庭悲剧屡见不鲜。分析造成这些现象的原因，主要是性教育缺乏。虽然相当一部分家长和学校逐渐重视儿童及青少年性教育，但在具体行动中，教育者往往存在认知局限而难以提供科学准确的性知识，不了解如何把握性教育的尺度而羞于启齿等，导致性教育不及时、不到位，无法获得预期的效果。

科学的性教育可以促进家庭和谐和社会稳定，需要学校、家庭和社会共同参与。儿童期的性知识教育是高尚的情感与人格教育，有利于消除儿童性发展过程中的异常；青春期的性教育是人格教育，有助于促进青少年对性别和性发展问题的思考，引导他们树立正确的性观念，养成健康的生活习惯。性教育可以提高儿童和青少年的身心健康水平和生活质量，增强其自我保护能力，并促进其情绪情感健康发展。

东南大学附属中大医院沈杨教授以及相关专家学者，针对学校、家庭与青少年性教材缺乏，青少年获取性知识的渠道不规范，性道德教育薄弱的现状，推出了成人礼必读书《性与生殖健康》。衷心地希望这本书在青少年性科学知识普及方面发挥积极作用。

株洲千金药业股份有限公司董事长
湖南省医药行业协会常务副会长
世界中医药联合会妇科专业委员会副会长

薛顺

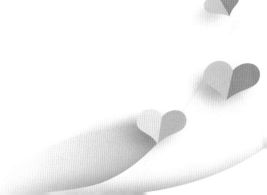